2024

L'organisateur de l'infirmier·e libéral·e

ILLUSTRÉ

par Mademoiselle Caroline

Nom . . . .

Prénom . . . .

Tél. . . . .

Mail . . . .

Vuibert

MES NUMÉROS UTILES

Intitulé	Numéros	Notes
Mon téléphone pro		
Mes collègues		
Mes remplaçant(e)s		

Code PIN de mon téléphone pro		
Pour faire mon transfert d'appel		
Mon fournisseur internet		
Ma société de standard téléphonique		

L'avocat en droit commercial pour mes contrats		
L'avocat pour ma défense si problème CPAM		
Mon garagiste		
Mon concessionnaire		
Le cabinet de mon expert-comptable		
Mon comptable dédié		
Mon Aga (Association de Gestion Agréée)		
Le délégué syndical de ma région		
Mon assureur		
Mon banquier		
Mon agent DASRI		
La société des extincteurs		
Le propriétaire du cabinet		
La société de mon logiciel de cabinet		
Mon centre des impôts		
Ma CPAM relation pro de santé		
L'ARAPL		
La Carpimko		
Le FIFPL		

L'école		
Mon club de sport		

Travailler en libéral est souvent source de libertés et de contraintes. Libertés et contraintes administratives, d'horaires, de soins, d'outils numériques…

Cette liberté peut même être synonyme de solitude choisie et/ou subie.

La capacité d'adaptation est essentielle pour tout libéral et permet les échanges et projets si enrichissants avec ses pairs, les patients, les aidants et tous les acteurs qui travaillent à domicile.

Travailler en équipe, en coordination, en partenariat semble un bon axe pour ne pas se perdre et continuer à prendre soin des autres et ne l'oublions pas, de soi.

Au programme cette année :

JANVIER
La juste posture, la juste distance

FÉVRIER
Faire preuve d'empathie

MARS
Lorsque la communication est entravée

AVRIL
Savoirs et pouvoirs

MAI
Le patient partenaire

JUIN
Prendre soin de l'aidant

JUILLET
Le patient expert

AOÛT
La formation continue

SEPTEMBRE
Les directives anticipées

OCTOBRE
Le burn-out du soignant

NOVEMBRE
Vous n'êtes pas seul(e)s

DÉCEMBRE
Faire face à l'agressivité d'un patient

MON ANNÉE 2024 EN UN COUP D'ŒIL

01 JANVIER	02 FÉVRIER	03 MARS	04 AVRIL	05 MAI	06 JUIN
L 1 Jour de l'An	J 1	V 1	L 1 L. de Pâques 14	M 1 Fête du travail	S 1
M 2 01	V 2	S 2	M 2	J 2	D 2
M 3	S 3	D 3	M 3	V 3	L 3 23
J 4	D 4	L 4 10	J 4	S 4	M 4
V 5	L 5 06	M 5	V 5	D 5	M 5
S 6	M 6	M 6	S 6	L 6 19	J 6
D 7	M 7	J 7	D 7	M 7	V 7
L 8 02	J 8	V 8	L 8 15	M 8 Victoire 1945	S 8
M 9	V 9	S 9	M 9	J 9 Ascension	D 9
M 10	S 10	D 10	M 10	V 10	L 10 24
J 11	D 11	L 11 11	J 11	S 11	M 11
V 12	L 12 07	M 12	V 12	D 12	M 12
S 13	M 13	M 13	S 13	L 13 20	J 13
D 14	M 14	J 14	D 14	M 14	V 14
L 15 03	J 15	V 15	L 15 16	M 15	S 15
M 16	V 16	S 16	M 16	J 16	D 16
M 17	S 17	D 17	M 17	V 17	L 17 25
J 18	D 18	L 18 12	J 18	S 18	M 18
V 19	L 19 08	M 19	V 19	D 19 Pentecôte	M 19
S 20	M 20	M 20	S 20	L 20 L. Pentecôte 21	J 20
D 21	M 21	J 21	D 21	M 21	V 21
L 22 04	J 22	V 22	L 22 17	M 22	S 22
M 23	V 23	S 23	M 23	J 23	D 23
M 24	S 24	D 24	M 24	V 24	L 24 26
J 25	D 25	L 25 13	J 25	S 25	M 25
V 26	L 26 09	M 26	V 26	D 26	M 26
S 27	M 27	M 27	S 27	L 27 22	J 27
D 28	M 28	J 28	D 28	M 28	V 28
L 29 05	J 29	V 29	L 29 18	M 29	S 29
M 30		S 30	M 30	J 30	D 30
M 31		D 31 Pâques		V 31	

Jours fériés

Abolition de l'esclavage : Mayotte (27 avril) - Martinique (22 mai) - Guadeloupe (27 mai) - Guyane (10 juin) - Réunion (20 décembre)

07 JUILLET	08 AOÛT	09 SEPTEMBRE	10 OCTOBRE	11 NOVEMBRE	12 DÉCEMBRE
L 1 27	J 1	D 1	M 1	V 1 Toussaint	D 1
M 2	V 2	L 2 36	M 2	S 2	L 2 49
M 3	S 3	M 3	J 3	D 3	M 3
J 4	D 4	M 4	V 4	L 4 45	M 4
V 5	L 5 32	J 5	S 5	M 5	J 5
S 6	M 6	V 6	D 6	M 6	V 6
D 7	M 7	S 7	L 7 41	J 7	S 7
L 8 28	J 8	D 8	M 8	V 8	D 8
M 9	V 9	L 9 37	M 9	S 9	L 9 50
M 10	S 10	M 10	J 10	D 10	M 10
J 11	D 11	M 11	V 11	L 11 Morts pour la France	M 11
V 12	L 12 33	J 12	S 12	M 12 46	J 12
S 13	M 13	V 13	D 13	M 13	V 13
D 14 Fête nationale	M 14	S 14	L 14 42	J 14	S 14
L 15 29	J 15 Assomption	D 15	M 15	V 15	D 15
M 16	V 16	L 16 38	M 16	S 16	L 16 51
M 17	S 17	M 17	J 17	D 17	M 17
J 18	D 18	M 18	V 18	L 18 47	M 18
V 19	L 19 34	J 19	S 19	M 19	J 19
S 20	M 20	V 20	D 20	M 20	V 20
D 21	M 21	S 21	L 21 43	J 21	S 21
L 22 30	J 22	D 22	M 22	V 22	D 22
M 23	V 23	L 23 39	M 23	S 23	L 23 52
M 24	S 24	M 24	J 24	D 24	M 24
J 25	D 25	M 25	V 25	L 25 48	M 25 Noël
V 26	L 26 35	J 26	S 26	M 26	J 26
S 27	M 27	V 27	D 27	M 27	V 27
D 28	M 28	S 28	L 28 44	J 28	S 28
L 29 31	J 29	D 29	M 29	V 29	D 29
M 30	V 30	L 30 40	M 30	S 30	L 30 01
M 31	S 31		J 31		M 31

Vacances scolaires : Zone A : Besançon, Bordeaux, Clermont-Ferrand, Dijon, Grenoble, Limoges, Lyon, Poitiers — Zone B : Aix-Marseille, Amiens, Caen, Lille, Nancy-Metz, Nantes, Nice, Orléans-Tours, Reims, Rennes, Rouen, Strasbourg — Zone C : Créteil, Montpellier, Paris, Toulouse, Versailles

LUNDI 25 DÉCEMBRE — NOËL

6h
7h
8h
9h
10h
11h
12h
13h
14h
15h
16h
17h
18h
19h
20h
21h

FÉRIÉ

KM PARCOURUS

MARDI 26 DÉCEMBRE — St Étienne

6h
7h
8h
9h
10h
11h
12h
13h
14h
15h
16h
17h
18h
19h
20h
21h

KM PARCOURUS

Notes

MERCREDI 27 DÉCEMBRE
St Jean

6h
7h
8h
9h
10h
11h
12h
13h
14h
15h
16h
17h
18h
19h
20h
21h

KM PARCOURUS

JEUDI 28 DÉCEMBRE
Sts Innocents

6h
7h
8h
9h
10h
11h
12h
13h
14h
15h
16h
17h
18h
19h
20h
21h

KM PARCOURUS

Notes

VENDREDI 29 DÉCEMBRE St David

6h

7h

8h

9h

10h

11h

12h

13h

14h

15h

16h

17h

18h

19h

20h

21h

KM PARCOURUS

SAMEDI 30 DÉCEMBRE St Roger

6h

7h

8h

9h

10h

11h

12h

13h

14h

15h

16h

17h

18h

19h

20h

21h

KM PARCOURUS

Notes

DIMANCHE 31 DÉCEMBRE St Sylvestre

6h
7h
8h
9h
10h
11h
12h
13h
14h
15h
16h
17h
18h
19h
20h
21h

KM PARCOURUS

Notes

Mes bonnes résolutions 2024

Bilan de la semaine 52 (2023)

KM

CA

To do list

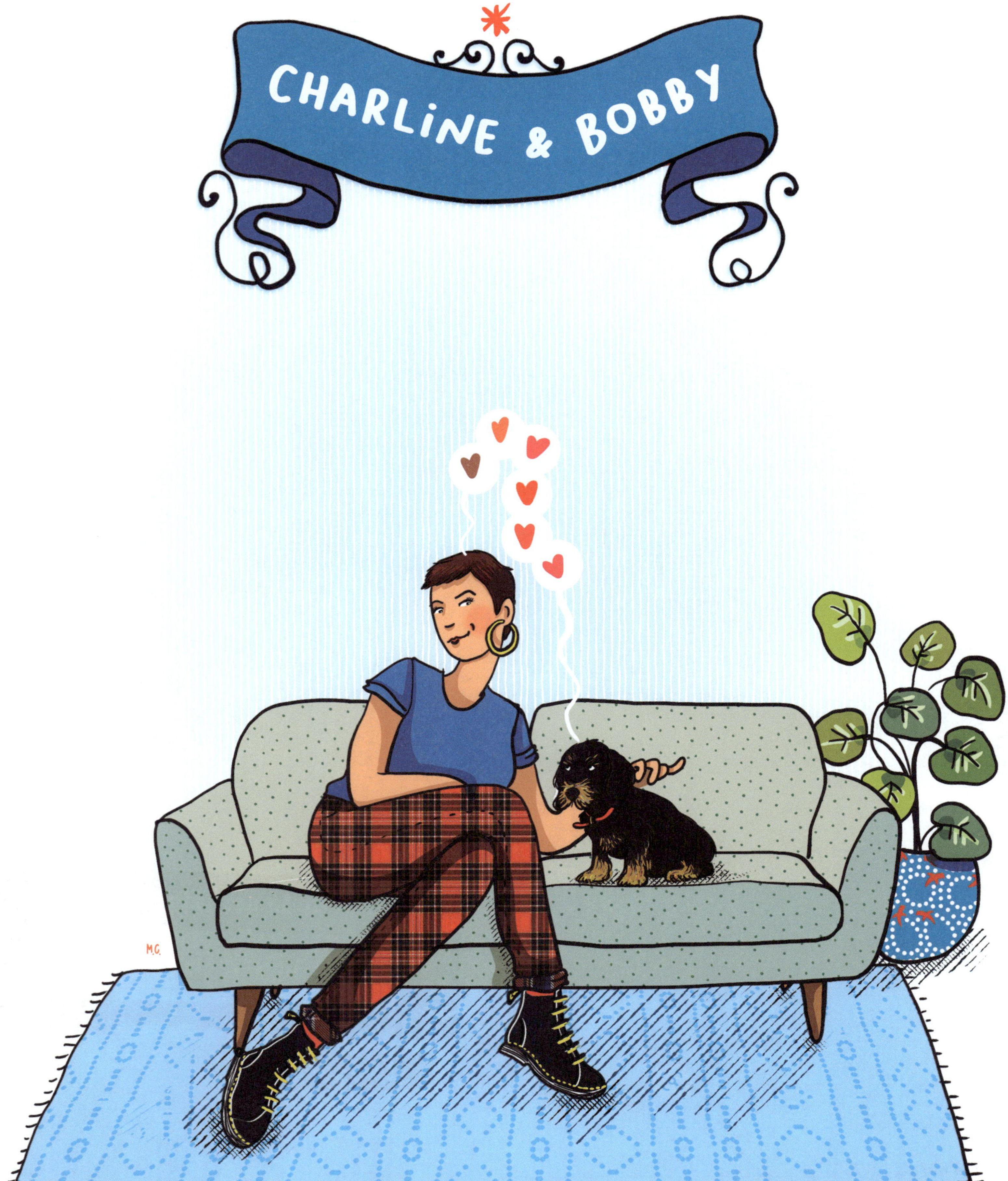
CHARLINE & BOBBY
M.C.

Le bon moment

« Il s'appelle Bobby, ce n'est pas mon patient mais le teckel de l'un d'eux. Bobby n'a jamais voulu que je le caresse. Méfiant, il préférait m'observer de loin lorsque je prodiguais les soins à son maitre très malade. Un jour, la mort qui approche m'a fait prendre la difficile décision de transférer mon patient dans un service de soins palliatifs. C'était le deal entre lui et moi : l'aider à tenir le maximum à la maison et qu'il meurt à l'hôpital. J'étais seule, je l'ai bordé une dernière fois, un peu désemparée et triste, me demandant si c'était le bon moment. En attendant les ambulances, je me suis assise par terre à côté de son lit. Bobby, qui avait toujours refusé d'entrer dans la chambre, s'est approché de moi. Il s'est couché contre ma jambe, a posé sa tête sur ma cuisse et a plongé ses yeux dans les miens. J'y ai vu ce que je vois habituellement dans le regard des aidants : de la confiance et de la reconnaissance. Grâce à Bobby, j'ai su que c'était le bon moment. »

Charline

Janvier

	L	M	M	J	V	S	D
s.01	1	2	3	4	5	6	7
s.02	8	9	10	11	12	13	14
s.03	15	16	17	18	19	20	21
s.04	22	23	24	25	26	27	28
s.05	29	30	31				

Cette année je choisis une nouvelle activité

____

____

LUNDI 1ER JANVIER Jour de l'an

6h

7h

8h

9h

10h

11h

12h

13h

14h

15h

16h

17h

18h

19h

20h

21h

FÉRIÉ

KM PARCOURUS

MARDI 2 JANVIER St Basile

6h

7h

8h

9h

10h

11h

12h

13h

14h

15h

16h

17h

18h

19h

20h

21h

KM PARCOURUS

Notes

MERCREDI 3 JANVIER — Ste Geneviève

6h

7h

8h

9h

10h

11h

12h

13h

14h

15h

16h

17h

18h

19h

20h

21h

KM PARCOURUS

JEUDI 4 JANVIER — St Odilon

6h

7h

8h

9h

10h

11h

12h

13h

14h

15h

16h

17h

18h

19h

20h

21h

KM PARCOURUS

Notes

Ne pas oublier
FAIRE MES TÉLÉTRANSMISSIONS
★ ★ ★

VENDREDI 5 JANVIER — St Édouard

6h

7h

8h

9h

10h

11h

12h

13h

14h

15h

16h

17h

18h

19h

20h

21h

KM PARCOURUS

SAMEDI 6 JANVIER — St Mélaine

6h

7h

8h

9h

10h

11h

12h

13h

14h

15h

16h

17h

18h

19h

20h

21h

KM PARCOURUS

Notes

6h

7h

8h

9h

10h

11h

12h

13h

14h

15h

16h

17h

18h

19h

20h

21h

KM PARCOURUS

Notes

La juste posture, la juste distance

Il n'est pas facile de définir ce qu'est la juste distance, la juste posture dans le soin.

Être trop proche c'est prendre le risque d'être « embarqué » émotionnellement par l'autre, être partial et potentiellement perdre son jugement. Mais en étant trop distant on peut ne pas réussir à trouver cet espace de rencontre avec le patient, essentiel à une bonne connaissance du patient et au soin.

Les valeurs, les savoirs, savoir-être et savoir-faire permettent de construire une posture professionnelle, se connaître et connaître ses limites est également important.

Un réajustement continuel semble nécessaire pour se construire et progresser dans la relation avec le patient, un délicat équilibre entre proximité et distance.

Voici des astuces pour faciliter l'entrée en relation avec la personne soignée :

- travailler sa respiration et sa voix pour se poser, faire attention à sa gestuelle (ne pas croiser les bras, se mettre à la même hauteur...) ;
- demander l'autorisation d'entrer dans son espace personnel (autorisation de s'assoir au bord du lit ou veiller à ce que le toucher soit ok pour lui) ;
- expliquer le soin systématiquement en adaptant le langage (même si le patient ne comprend pas, même si on l'a déjà expliqué) ;
- privilégier le vouvoiement qui montre le respect et peut permettre une distance.

Bilan de la semaine 1

KM

CA

LUNDI 8 JANVIER — St Lucien

6h
7h
8h
9h
10h
11h
12h
13h
14h
15h
16h
17h
18h
19h
20h
21h

KM PARCOURS

MARDI 9 JANVIER — Ste Alix

6h
7h
8h
9h
10h
11h
12h
13h
14h
15h
16h
17h
18h
19h
20h
21h

KM PARCOURS

Notes

MERCREDI 10 JANVIER
St Guillaume

6h

7h

8h

9h

10h

11h

12h

13h

14h

15h

16h

17h

18h

19h

20h

21h

KM PARCOURUS

JEUDI 11 JANVIER
NOUVELLE LUNE

Ste Pauline

6h

7h

8h

9h

10h

11h

12h

13h

14h

15h

16h

17h

18h

19h

20h

21h

KM PARCOURUS

Notes

VENDREDI 12 JANVIER
Ste Tatiana

6h
7h
8h
9h
10h
11h
12h
13h
14h
15h
16h
17h
18h
19h
20h
21h

KM PARCOURUS

SAMEDI 13 JANVIER
Ste Yvette

6h
7h
8h
9h
10h
11h
12h
13h
14h
15h
16h
17h
18h
19h
20h
21h

KM PARCOURUS

Notes

DIMANCHE 14 JANVIER
Ste Nina

6h
14h
7h
15h
8h
16h
9h
17h
10h
18h
11h
19h
12h
20h
13h
21h

KM PARCOURUS

POINTER LES PRESCRIPTIONS À RENOUVELER EN FÉVRIER

Coordonnées des personnes intéressantes que je rencontre en 2024

Bilan de la semaine 2

KM

CA

To do list

- [ ]
- [ ]
- [ ]

Semaine 3

LUNDI 15 JANVIER St Rémi

6h

7h

8h

9h

10h

11h

12h

13h

14h

15h

16h

17h

18h

19h

20h

21h

KM PARCOURUS

MARDI 16 JANVIER St Marcel

6h

7h

8h

9h

10h

11h

12h

13h

14h

15h

16h

17h

18h

19h

20h

21h

KM PARCOURUS

Notes

MERCREDI 17 JANVIER — Ste Roseline

6h
7h
8h
9h
10h
11h
12h
13h
14h
15h
16h
17h
18h
19h
20h
21h

KM PARCOURUS

JEUDI 18 JANVIER — Ste Prisca

6h
7h
8h
9h
10h
11h
12h
13h
14h
15h
16h
17h
18h
19h
20h
21h

KM PARCOURUS

Notes

Ne pas oublier
FAIRE MES TÉLÉTRANSMISSIONS

VENDREDI 19 JANVIER St Marius

6h
7h
8h
9h
10h
11h
12h
13h
14h
15h
16h
17h
18h
19h
20h
21h

KM PARCOURUS

SAMEDI 20 JANVIER St Sébastien

6h
7h
8h
9h
10h
11h
12h
13h
14h
15h
16h
17h
18h
19h
20h
21h

KM PARCOURUS

Notes

DIMANCHE 21 JANVIER
Ste Agnès

6h
7h
8h
9h
10h
11h
12h
13h
14h
15h
16h
17h
18h
19h
20h
21h

KM PARCOURUS

Notes

Quand les émotions nous submergent

« Nous pouvons être touchés, émus, sensibles à telle situation familiale, telle histoire de vie, telle personnalité de patient. Être professionnel ne signifie pas réprimer nos émotions, mais nécessite de les identifier, de les nommer et de les décrypter. Pourquoi cette épouse me touche-t-elle autant ? Pourquoi je trouve ce vieux monsieur très attachant ? Pourquoi j'ai de la peine pour le mari de cette patiente ?

Autrement dit, en quoi cette situation fait écho en moi ? Qu'est-ce que cela vient toucher de plus personnel ? Faire ce travail introspectif, analytique et le partager en équipe permet justement de maintenir non pas la juste distance mais la juste proximité et de rester dans le cadre professionnel. Ce cadre est le garant d'une bonne pratique soignante et le gardien d'un équilibre personnel sain. Continuons à accueillir nos émotions et à les analyser pour une qualité de soins sans cesse meilleure.

Pour trouver la juste proximité dans la relation soignante avec le patient, nous devons accueillir nos émotions, partager en équipe nos impressions, repérer l'identification que notre esprit crée avec un élément de notre vie personnelle, afin que cette relation soignante reste dans un cadre professionnel. »*

**Unité de soins palliatifs, au cœur des émotions des familles*, Diane Friedman, Editions Vuibert, 2021.

Bilan de la semaine 3

KM

CA

To do list

- ☐
- ☐

LUNDI 22 JANVIER St Vincent

6h
7h
8h
9h
10h
11h
12h
13h
14h
15h
16h
17h
18h
19h
20h
21h

KM PARCOURUS

MARDI 23 JANVIER St Barnard

6h
7h
8h
9h
10h
11h
12h
13h
14h
15h
16h
17h
18h
19h
20h
21h

KM PARCOURUS

Notes

MERCREDI 24 JANVIER St Fr. de Sales

6h
7h
8h
9h
10h
11h
12h
13h
14h
15h
16h
17h
18h
19h
20h
21h

KM PARCOURUS

JEUDI 25 JANVIER PLEINE LUNE Conv. de Paul

6h
7h
8h
9h
10h
11h
12h
13h
14h
15h
16h
17h
18h
19h
20h
21h

KM PARCOURUS

Notes

VENDREDI 26 JANVIER — Ste Paule

6h
7h
8h
9h
10h
11h
12h
13h
14h
15h
16h
17h
18h
19h
20h
21h

KM PARCOURUS

SAMEDI 27 JANVIER — Ste Angèle

6h
7h
8h
9h
10h
11h
12h
13h
14h
15h
16h
17h
18h
19h
20h
21h

KM PARCOURUS

Notes

DIMANCHE 28 JANVIER St Thomas d'Aquin

6h
7h
8h
9h
10h
11h
12h
13h
14h
15h
16h
17h
18h
19h
20h
21h

KM PARCOURUS

Notes

Factures / retours
Noémie à récupérer

Bilan de la semaine 4

KM

CA

To do list

LUNDI 29 JANVIER — St Gildas

6h

7h

8h

9h

10h

11h

12h

13h

14h

15h

16h

17h

18h

19h

20h

21h

KM PARCOURUS

MARDI 30 JANVIER — Ste Martine

6h

7h

8h

9h

10h

11h

12h

13h

14h

15h

16h

17h

18h

19h

20h

21h

KM PARCOURUS

Notes

MERCREDI 31 JANVIER — Ste Marcelle

6h

7h

8h

9h

10h

11h

12h

13h

14h

15h

16h

17h

18h

19h

20h

21h

KM PARCOURUS

JEUDI 1ER FÉVRIER — Ste Ella

6h

7h

8h

9h

10h

11h

12h

13h

14h

15h

16h

17h

18h

19h

20h

21h

KM PARCOURUS

Bilan du mois de janvier

	S1	S2	S3	S4
KM				
CA				

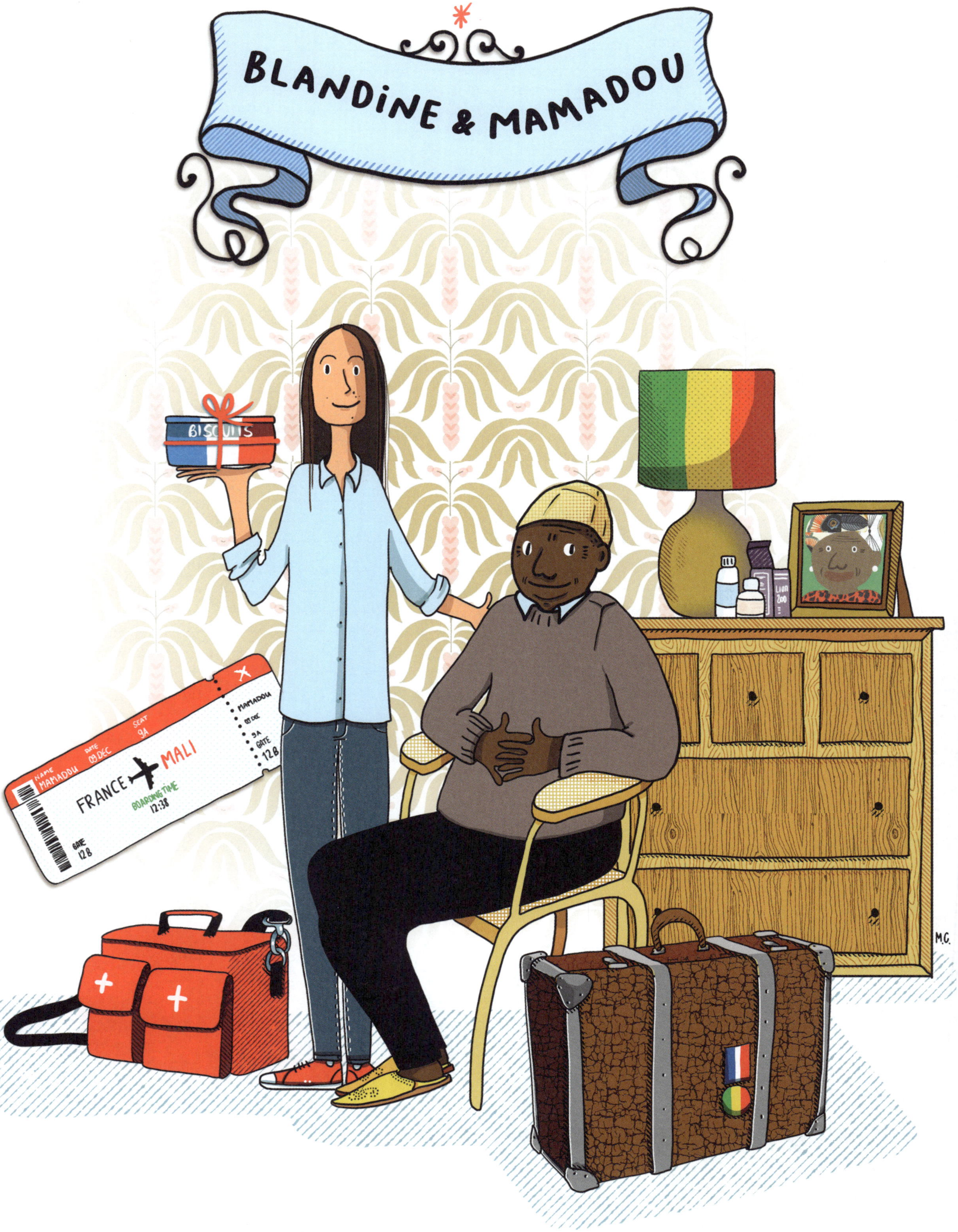
BLANDINE & MAMADOU
BISCUITS
NAME
MAMADOU
DATE
03 DEC
SEAT
9A
FRANCE
MALI
BOARDING TIME
12:38
GATE
12B
MAMADOU
03 DEC
9A
GATE
12B
M.C.

Une promesse est une promesse

«On découvre un cancer digestif à mon patient, avec cures de chimiothérapies. Il espère rentrer au pays en août car il veut revoir sa maman. Le billet est déjà acheté et la famille avisée !

Mais un rendez-vous médical annonce une dégradation de son état de santé : il continue tout de même de parler de son séjour au pays. Voyant qu'il n'a pas mesuré l'importance des soins et d'un suivi régulier, je joue mon rôle d'éducatrice en santé. Son séjour en août est compromis, son oncologue confirme mes propos.

Le patient me fait confiance et il me parle de son pays, de ses coutumes, de sa famille, de ses habitudes, etc. : on crée une vraie relation, qui dépasse la relation soignant-soigné.

Arrive enfin le mois de décembre et son voyage à venir. Pour honorer sa maman qui est une dame âgée, je lui offre des biscuits français pour qu'il les ramène dans son pays.

Une fois arrivé au Mali, je reçois un appel de sa part. Sa maman est à ses côtés ! Elle ne parle pas français aussi il joue le traducteur : elle me remercie pour les biscuits et aussi d'avoir pris soin de son fils pendant cette période difficile. Je suis très émue. Je ne m'attendais pas autant de considération.

À son retour en France, M. Mamadou est revenu me voir pour m'apporter les bons vœux de sa maman pour la nouvelle année. Quelle gentille attention, je ne l'ai jamais oublié !»

Blandine

Février

	L	M	M	J	V	S	D
s.05				1	2	3	4
s.06	5	6	7	8	9	10	11
s.07	12	13	14	15	16	17	18
s.08	19	20	21	22	23	24	25
s.09	26	27	28	29			

VENDREDI 2 FÉVRIER — CHANDELEUR

6h
7h
8h
9h
10h
11h
12h
13h
14h
15h
16h
17h
18h
19h
20h
21h

KM PARCOURUS

SAMEDI 3 FÉVRIER — St Blaise

6h
7h
8h
9h
10h
11h
12h
13h
14h
15h
16h
17h
18h
19h
20h
21h

KM PARCOURUS

Ne pas oublier
FAIRE MES TÉLÉTRANSMISSIONS

Notes

DIMANCHE 4 FÉVRIER — Ste Véronique

6h	14h
7h	15h
8h	16h
9h	17h
10h	18h
11h	19h
12h	20h
13h	21h

KM PARCOURUS

Notes

L'empathie

L'empathie est une qualité essentielle dans la prise en soins des patients.

Mais qu'est-ce que l'empathie ? Pour l'OMS, il s'agit d'une compétence sociale, la capacité à écouter et à comprendre les besoins et le point de vue d'autrui et à exprimer cette compréhension.

Comprendre ce que le patient ressent, vit, entendre ses attentes et besoins, se mettre à sa place, permet d'établir un lien de confiance. Cela favorise la communication, la collaboration et la relation d'aide.

Mais accepter, écouter, comprendre ne signifie pas que le soignant partage et approuve ce que la personne exprime !

Il est important de reconnaître et d'admettre que nous ne pouvons répondre à tous les besoins de la personne, de pouvoir exprimer son impuissance. Cette limite peut être formulée par des phrases telles que : « J'entends ce que vous me dîtes, votre point de vue, votre souhait, cependant je ne peux y répondre ».

Un des pièges de l'empathie est d'être envahi par les émotions du patient et/ou de ses proches : pouvoir dire que ces émotions ne sont pas les nôtres permet de prendre du recul, de la distance et limite la surcharge émotionnelle qui peut conduire à l'épuisement psychologique ou au burn-out.

Bilan de la semaine 5

KM

CA

To do list

- [ ]
- [ ]
- [ ]

LUNDI 5 FÉVRIER — Ste Agathe

6h

7h

8h

9h

10h

11h

12h

13h

14h

15h

16h

17h

18h

19h

20h

21h

KM PARCOURUS

MARDI 6 FÉVRIER — St Gaston

6h

7h

8h

9h

10h

11h

12h

13h

14h

15h

16h

17h

18h

19h

20h

21h

KM PARCOURUS

Notes

MERCREDI 7 FÉVRIER
Ste Eugénie

6h
7h
8h
9h
10h
11h
12h
13h
14h
15h
16h
17h
18h
19h
20h
21h

KM PARCOURUS

JEUDI 8 FÉVRIER
Ste Jacqueline

6h
7h
8h
9h
10h
11h
12h
13h
14h
15h
16h
17h
18h
19h
20h
21h

KM PARCOURUS

Notes

VENDREDI 9 FÉVRIER — Ste Apolline

6h
7h
8h
9h
10h
11h
12h
13h
14h
15h
16h
17h
18h
19h
20h
21h

KM PARCOURUS

SAMEDI 10 FÉVRIER — NOUVELLE LUNE — St Arnaud

6h
7h
8h
9h
10h
11h
12h
13h
14h
15h
16h
17h
18h
19h
20h
21h

KM PARCOURUS

Notes

DIMANCHE 11 FÉVRIER ND de Lourdes

6h

7h

8h

9h

10h

11h

12h

13h

14h

15h

16h

17h

18h

19h

20h

21h

KM PARCOURUS

Notes

Le saviez-vous ?

Des cours d'empathie à l'école au Danemark !

Depuis une loi de 1993, tous les jeunes Danois de 6 à 16 ans, suivent une heure de cours d'empathie par semaine. Mais en quoi consistent ces cours ?

Pendant cette heure hebdomadaire, les enfants sont amenés par leur professeur à communiquer, à écouter et à échanger entre eux lors d'activités en groupe. Il peut s'agir de partager un moment festif, où chacun écoute l'autre, ou de participer à la résolution d'un problème de manière collaborative. Il faut alors laisser chacun s'exprimer, s'ouvrir aux émotions de l'autre : apprendre à ne pas monopoliser la parole, ou au contraire, à la prendre.

Un enfant qui fait preuve d'écoute, de compréhension, en somme d'empathie, fera un adulte heureux, ouvert sur les autres, épanoui et équilibré.

Si le Danemark est considéré comme le pays le plus heureux du monde, ce n'est pas pour rien !

Et si on faisait la même chose en France ?

Bilan de la semaine 6

KM

CA

To do list

- [ ]
- [ ]
- [ ]
- [ ]
- [ ]

LUNDI 12 FÉVRIER — St Félix

6h

7h

8h

9h

10h

11h

12h

13h

14h

15h

16h

17h

18h

19h

20h

21h

KM PARCOURUS

MARDI 13 FÉVRIER — Mardi gras

6h

7h

8h

9h

10h

11h

12h

13h

14h

15h

16h

17h

18h

19h

20h

21h

KM PARCOURUS

Notes

MERCREDI 14 FÉVRIER — St Valentin

6h
7h
8h
9h
10h
11h
12h
13h
14h
15h
16h
17h
18h
19h
20h
21h

KM PARCOURUS

JEUDI 15 FÉVRIER — St Claude

6h
7h
8h
9h
10h
11h
12h
13h
14h
15h
16h
17h
18h
19h
20h
21h

KM PARCOURUS

Notes

Ne pas oublier
FAIRE MES TÉLÉTRANSMISSIONS

Semaine 7

VENDREDI 16 FÉVRIER — Ste Julienne

6h
7h
8h
9h
10h
11h
12h
13h
14h
15h
16h
17h
18h
19h
20h
21h

KM PARCOURUS

SAMEDI 17 FÉVRIER — St Alexis

6h
7h
8h
9h
10h
11h
12h
13h
14h
15h
16h
17h
18h
19h
20h
21h

KM PARCOURUS

POINTER LES PRESCRIPTIONS À RENOUVELER EN MARS

Notes

DIMANCHE 18 FÉVRIER

Ste Bernadette

6h	14h
7h	15h
8h	16h
9h	17h
10h	18h
11h	19h
12h	20h
13h	21h

KM PARCOURUS

Notes

Quelques clés pour écouter efficacement*

- ☐ Éviter le monologue
- ☐ Éviter le contraire, l'interrogatoire
- ☐ Donner le sentiment que le patient est entendu, par le regard, des gestes
- ☐ Reformuler pour être sûr d'avoir compris
- ☐ Rebondir sur ce qui vient d'être dit
- ☐ Pour faire passer un message clair, éviter les « mais » (nie la parole de l'autre) et les « si » (introduit de l'incertitude, source d'angoisse)

**Ecouter, parler : soigner*, Philippe Aïm (psychiatre), Editions Vuibert, 2015.

Bilan de la semaine 7

KM

CA

To do list

- ☐
- ☐
- ☐
- ☐
- ☐
- ☐
- ☐
- ☐
- ☐

LUNDI 19 FÉVRIER — St Gabin

6h

7h

8h

9h

10h

11h

12h

13h

14h

15h

16h

17h

18h

19h

20h

21h

KM PARCOURUS

MARDI 20 FÉVRIER — Ste Aimée

6h

7h

8h

9h

10h

11h

12h

13h

14h

15h

16h

17h

18h

19h

20h

21h

KM PARCOURUS

Notes

MERCREDI 21 FÉVRIER — St Damien

6h
7h
8h
9h
10h
11h
12h
13h
14h
15h
16h
17h
18h
19h
20h
21h

KM PARCOURUS

JEUDI 22 FÉVRIER — Ste Isabelle

6h
7h
8h
9h
10h
11h
12h
13h
14h
15h
16h
17h
18h
19h
20h
21h

KM PARCOURUS

Notes

VENDREDI 23 FÉVRIER St Lazare

6h

7h

8h

9h

10h

11h

12h

13h

14h

15h

16h

17h

18h

19h

20h

21h

KM PARCOURUS

SAMEDI 24 FÉVRIER St Modeste

PLEINE LUNE

6h

7h

8h

9h

10h

11h

12h

13h

14h

15h

16h

17h

18h

19h

20h

21h

KM PARCOURUS

Notes

DIMANCHE 25 FÉVRIER

St Roméo

6h

7h

8h

9h

10h

11h

12h

13h

14h

15h

16h

17h

18h

19h

20h

21h

KM PARCOURUS

Notes

Factures / retours Noémie à récupérer

- [ ]
- [ ]
- [ ]
- [ ]
- [ ]
- [ ]
- [ ]
- [ ]
- [ ]
- [ ]
- [ ]
- [ ]
- [ ]

Bilan de la semaine 8

KM

CA

To do list

- [ ]
- [ ]
- [ ]

Semaine 9

LUNDI 26 FÉVRIER — St Nestor

6h
7h
8h
9h
10h
11h
12h
13h
14h
15h
16h
17h
18h
19h
20h
21h

KM PARCOURUS

MARDI 27 FÉVRIER — Ste Honorine

6h
7h
8h
9h
10h
11h
12h
13h
14h
15h
16h
17h
18h
19h
20h
21h

KM PARCOURUS

Notes

Ne pas oublier
FAIRE MES TÉLÉTRANSMISSIONS

MERCREDI 28 FÉVRIER St Romain

6h

7h

8h

9h

10h

11h

12h

13h

14h

15h

16h

17h

18h

19h

20h

21h

KM PARCOURUS

JEUDI 29 FÉVRIER St Auguste

6h

7h

8h

9h

10h

11h

12h

13h

14h

15h

16h

17h

18h

19h

20h

21h

KM PARCOURUS

Bilan du mois de février

	S5	S6	S7	S8
KM				
CA				

HÉLÈNE & ANGE

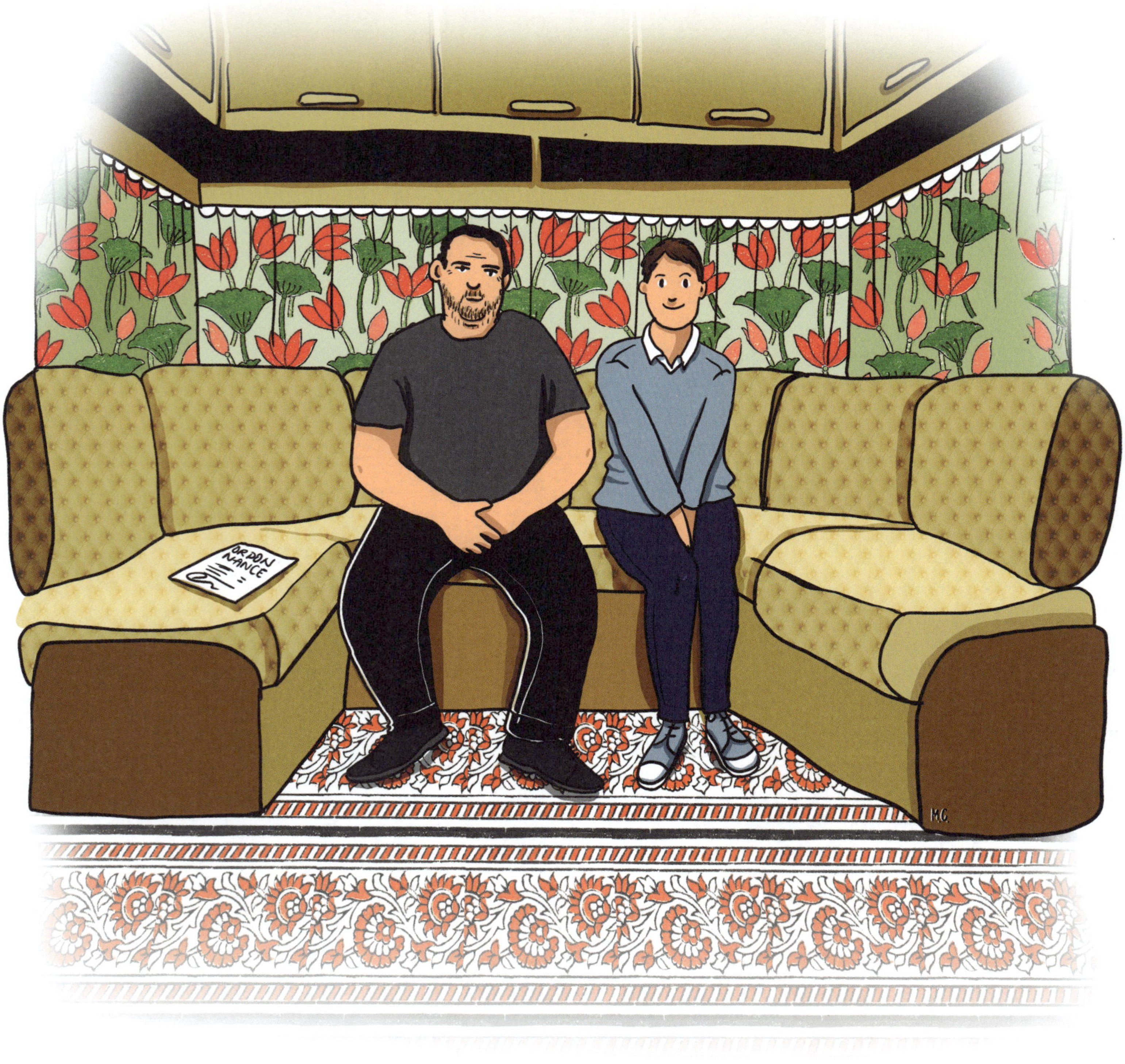

Une leçon d'humilité

«J'interviens depuis quelques années auprès de gens du voyage quand ils font escale dans notre commune.

Lors d'une série de soins auprès d'un homme d'une quarantaine d'années, j'ai à maintes reprises sorti les anciennes ordonnances et laissé des petits mots pour que mon patient les fasse renouveler, sans succès : il « avait oublié », il « avait perdu le bout de papier ».

Au bout de plusieurs jours et un peu d'énervement, j'ai tout simplement compris que cette personne ne savait pas lire et n'avait pas osé le dire, pétri de honte.

Sacrée leçon pour moi, mon approche a totalement changé depuis ce jour.»

Hélène

Mars

Faire un point sur mes contrats d'assurance

	L	M	M	J	V	S	D
s.09					1	2	3
s.10	4	5	6	7	8	9	10
s.11	11	12	13	14	15	16	17
s.12	18	19	20	21	22	23	24
s.13	25	26	27	28	29	30	31

VENDREDI 1ER MARS — St Aubin

6h

7h

8h

9h

10h

11h

12h

13h

14h

15h

16h

17h

18h

19h

20h

21h

KM PARCOURUS

SAMEDI 2 MARS — St Ch. le Bon

6h

7h

8h

9h

10h

11h

12h

13h

14h

15h

16h

17h

18h

19h

20h

21h

KM PARCOURUS

Notes

6h

7h

8h

9h

10h

11h

12h

13h

14h

15h

16h

17h

18h

19h

20h

21h

KM PARCOURUS

Notes

Quand la communication est entravée

La barrière de la langue est parfois un frein pour communiquer lors des soins. Cela peut créer des situations frustrantes mais aussi cocasses. Être « constipado » n'aura pas la même signification pour le soignant que pour le patient ! Mais des personnes qui ne maîtrisent pas ou maîtrisent mal l'écrit, cela peut aussi être source de tensions. Il ne sert à rien de laisser des petits conseils, des consignes ou des demandes d'ordonnance par écrit s'ils ne peuvent être compris.

Heureusement, l'infirmier libéral est un as de la débrouille et de l'adaptation !

Une feuille et un stylo pour montrer ses talents en dessin, les jeux des signes et de mime, une application de traduction, des gommettes de couleur deviennent des outils de soin à manier sans pincettes.

Quels que soient l'astuce et le support, l'essentiel est de bâtir un lien de confiance solide.

Bilan de la semaine 9

KM

CA

To do list

- [ ]
- [ ]
- [ ]
- [ ]
- [ ]
- [ ]

LUNDI 4 MARS — St Casimir

6h

7h

8h

9h

10h

11h

12h

13h

14h

15h

16h

17h

18h

19h

20h

21h

KM PARCOURUS

MARDI 5 MARS — Ste Olive

6h

7h

8h

9h

10h

11h

12h

13h

14h

15h

16h

17h

18h

19h

20h

21h

KM PARCOURUS

Notes

MERCREDI 6 MARS — Ste Colette

6h

7h

8h

9h

10h

11h

12h

13h

14h

15h

16h

17h

18h

19h

20h

21h

KM PARCOURUS

JEUDI 7 MARS — Ste Félicité

6h

7h

8h

9h

10h

11h

12h

13h

14h

15h

16h

17h

18h

19h

20h

21h

KM PARCOURUS

Notes

VENDREDI 8 MARS — St Jean de Dieu

6h

7h

8h

9h

10h

11h

12h

13h

14h

15h

16h

17h

18h

19h

20h

21h

KM PARCOURUS

SAMEDI 9 MARS — Ste Françoise

6h

7h

8h

9h

10h

11h

12h

13h

14h

15h

16h

17h

18h

19h

20h

21h

KM PARCOURUS

Notes

DIMANCHE 10 MARS

NOUVELLE LUNE

St Vivien

6h

7h

8h

9h

10h

11h

12h

13h

14h

15h

16h

17h

18h

19h

20h

21h

KM PARCOURUS

Notes

Petit lexique en français-anglais*

FRANÇAIS	ANGLAIS
Infirmière à domicile	District nurse, community matron
Douleur	Pain
Douleur aiguë	Sharp pain
Douleur chronique	Chronic pain
Douleur lancinante	Stabbing pain
Sang dans les selles	Bloody stools
Fièvre	Fever
Frissons	Chills, rigors
Gonflement	Swelling
Vertiges	Dizziness
Médicament contre la douleur	Painkiller, drug for pain relief
Paracétamol	Paracetamol
Anti-inflammatoire non stéroïdien (AINS)	Non-steroidal anti-inflammatory drug (NSAID)
Opioïde (codéine, morphine)	Opioid (codeine, morphine)
Perfusion	Drip (goutte à goutte), infusion (injection de liquide)
Pansement	Dressing
Diurèse	Diuresis
Désinfecter une plaie	Clean a wound
Ablation d'agrafes et de fils	Removing staples and stitches
Cathétérisme	Catheterisation
Hémoculture (faire)	Blood culture (draw)
Faire une injection	Give an injection
Faire une prise de sang	Take a blood sample
Recueil des urines pour ECBU	Collecting mid-stream specimen of urine
Toilette	Washing and dressing

*_1000 mots en anglais de l'infirmier_, A.L. Kieffer, Editions Vuibert, 2018.

Bilan de la semaine 10

KM

CA

To do list

- [ ]
- [ ]

Semaine 11

LUNDI 11 MARS — Ste Rosine

6h

7h

8h

9h

10h

11h

12h

13h

14h

15h

16h

17h

18h

19h

20h

21h

KM PARCOURUS

MARDI 12 MARS — Ste Justine

6h

7h

8h

9h

10h

11h

12h

13h

14h

15h

16h

17h

18h

19h

20h

21h

KM PARCOURUS

POINTER LES PRESCRIPTIONS À RENOUVELER EN AVRIL

Notes

MERCREDI 13 MARS St Rodrigue

6h

7h

8h

9h

10h

11h

12h

13h

14h

15h

16h

17h

18h

19h

20h

21h

KM PARCOURUS

JEUDI 14 MARS Ste Mathilde

6h

7h

8h

9h

10h

11h

12h

13h

14h

15h

16h

17h

18h

19h

20h

21h

KM PARCOURUS

Notes

Ne pas oublier
FAIRE MES TÉLÉTRANSMISSIONS

VENDREDI 15 MARS — Ste Louise

6h

7h

8h

9h

10h

11h

12h

13h

14h

15h

16h

17h

18h

19h

20h

21h

KM PARCOURUS

SAMEDI 16 MARS — Ste Bénédicte

6h

7h

8h

9h

10h

11h

12h

13h

14h

15h

16h

17h

18h

19h

20h

21h

KM PARCOURUS

Notes

DIMANCHE 17 MARS

St Patrick

6h
7h
8h
9h
10h
11h
12h
13h

14h
15h
16h
17h
18h
19h
20h
21h

KM PARCOURUS

Notes

Mes anecdotes de patients à garder
(pour l'agenda 2025 ?)

Bilan de la semaine 11

KM

CA

To do list

- ☐
- ☐
- ☐

LUNDI 18 MARS — St Cyrille

6h

7h

8h

9h

10h

11h

12h

13h

14h

15h

16h

17h

18h

19h

20h

21h

KM PARCOURUS

MARDI 19 MARS — St Joseph

6h

7h

8h

9h

10h

11h

12h

13h

14h

15h

16h

17h

18h

19h

20h

21h

KM PARCOURUS

Notes

MERCREDI 20 MARS — PRINTEMPS

6h
7h
8h
9h
10h
11h
12h
13h
14h
15h
16h
17h
18h
19h
20h
21h

KM PARCOURUS

JEUDI 21 MARS — Ste Clémence

6h
7h
8h
9h
10h
11h
12h
13h
14h
15h
16h
17h
18h
19h
20h
21h

KM PARCOURUS

Notes

VENDREDI 22 MARS — Ste Léa

6h

7h

8h

9h

10h

11h

12h

13h

14h

15h

16h

17h

18h

19h

20h

21h

KM PARCOURUS

SAMEDI 23 MARS — St Victorien

6h

7h

8h

9h

10h

11h

12h

13h

14h

15h

16h

17h

18h

19h

20h

21h

KM PARCOURUS

Notes

DIMANCHE 24 MARS Dimanche des Rameaux

6h	14h
7h	15h
8h	16h
9h	17h
10h	18h
11h	19h
12h	20h
13h	21h

KM PARCOURUS

Notes

La langue des signes

Devinez le sens de ces signes :

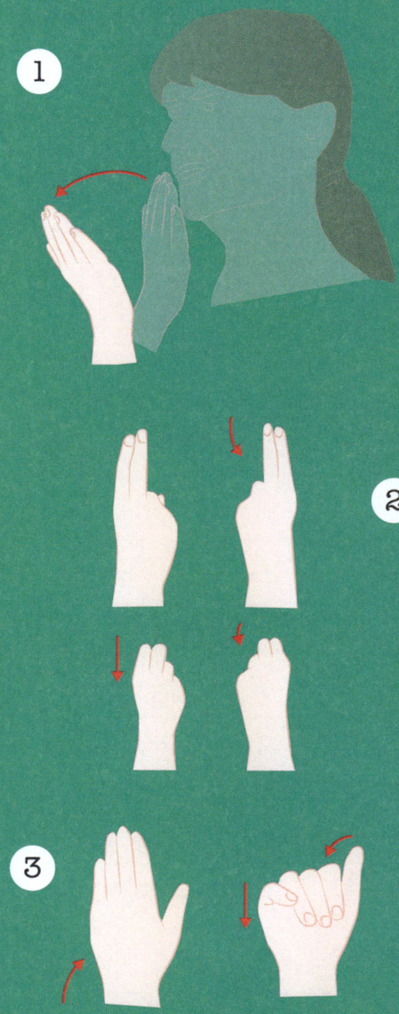

1. Bonjour / Merci • 2. Ça va ? • 3. Au revoir

Bilan de la semaine 12

KM

CA

To do list

- ☐
- ☐
- ☐

PLEINE LUNE

LUNDI 25 MARS
St Humbert

6h
7h
8h
9h
10h
11h
12h
13h
14h
15h
16h
17h
18h
19h
20h
21h

KM PARCOURUS

MARDI 26 MARS
Ste Larissa

6h
7h
8h
9h
10h
11h
12h
13h
14h
15h
16h
17h
18h
19h
20h
21h

KM PARCOURUS

Notes

MERCREDI 27 MARS — St Habib

6h

7h

8h

9h

10h

11h

12h

13h

14h

15h

16h

17h

18h

19h

20h

21h

KM PARCOURUS

JEUDI 28 MARS — St Gontran

6h

7h

8h

9h

10h

11h

12h

13h

14h

15h

16h

17h

18h

19h

20h

21h

KM PARCOURUS

Notes

Ne pas oublier

FAIRE MES TÉLÉTRANSMISSIONS

VENDREDI 29 MARS — Ste Gwladys

6h
7h
8h
9h
10h
11h
12h
13h
14h
15h
16h
17h
18h
19h
20h
21h

KM PARCOURUS

SAMEDI 30 MARS — Ste Amédée

6h
7h
8h
9h
10h
11h
12h
13h
14h
15h
16h
17h
18h
19h
20h
21h

KM PARCOURUS

Notes

DIMANCHE 31 MARS + 1h PÂQUES

Changement d'heure !

6h
7h
8h
9h
10h
11h
12h
13h
14h
15h
16h
17h
18h
19h
20h
21h

KM PARCOURUS

Factures / retours Noémie à récupérer

- [ ]
- [ ]
- [ ]
- [ ]
- [ ]
- [ ]
- [ ]
- [ ]
- [ ]
- [ ]

Bilan de la semaine 13

KM

CA

To do list

- [ ]
- [ ]
- [ ]
- [ ]

Bilan du mois de mars

	S9	S10	S11	S12	S13
KM					
CA					

KARINE & MARGARET

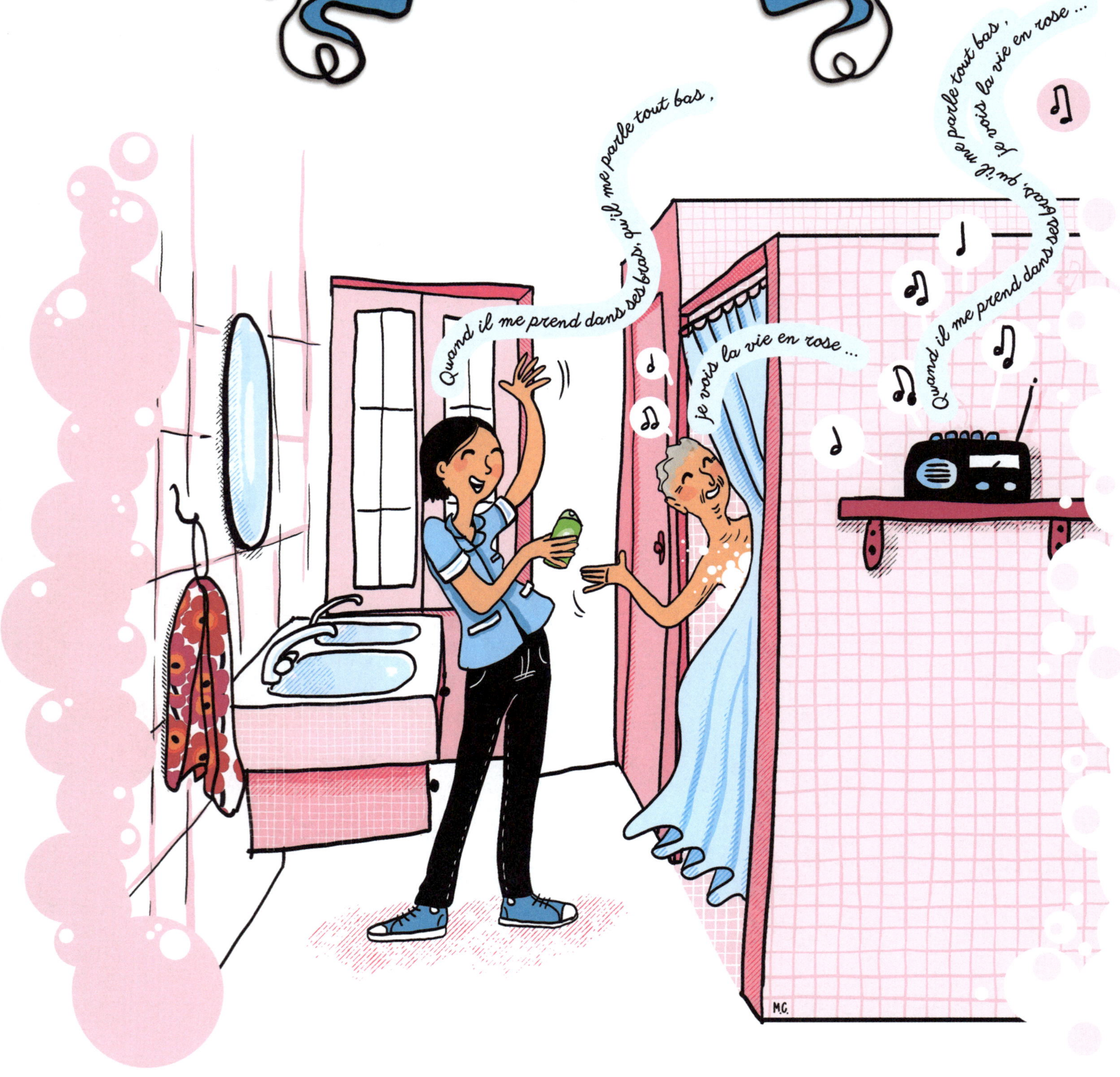

La musique adoucit tout

«Patiente de 85 ans souffrant de la maladie d'Alzheimer, Margaret est une femme avec une belle prestance mais qui, ces dernières années, avec l'apparition de la maladie, n'est plus en capacité de prendre soin d'elle : je m'occupe de ses soins de nursing depuis quelques temps déjà. Opposante aux soins d'hygiène, tout est dans la négociation : encore ce matin, c'est « non » pour la douche ! Margaret s'exprime par signes, grognements, je n'ai encore jamais entendu le son de sa voix… Quand un jour, à la radio, sur la station Nostalgie, a retenti la voix d'Edith Piaf chantant « La vie en rose »… J'entonne la chanson par réflexe, l'ayant entendue chantée par ma mère durant toute mon enfance… Margaret se met à sourire, balbutie une phrase, puis deux : elle connaît la chanson par cœur ! Nous chantonnons alors ensemble… J'en profite pour lui prendre une main, ce qu'elle accepte volontiers, et décide de l'accompagner à la douche… Les soins de Margaret se dérouleront dorénavant en chansons ! Ce moment a marqué mes prises en charge, j'ai réalisé combien la musique était un médiateur puissant dans la relation soignant-soigné.»

Karine

Avril

En avril, je prépare mes vacances !

	L	M	M	J	V	S	D
s.14	1	2	3	4	5	6	7
s.15	8	9	10	11	12	13	14
s.16	15	16	17	18	19	20	21
s.17	22	23	24	25	26	27	28
s.18	29	30					

Semaine 14

LUNDI 1ER AVRIL — L. DE PÂQUES

FÉRIÉ

6h

7h

8h

9h

10h

11h

12h

13h

14h

15h

16h

17h

18h

19h

20h

21h

KM PARCOURUS

MARDI 2 AVRIL — Ste Sandrine

6h

7h

8h

9h

10h

11h

12h

13h

14h

15h

16h

17h

18h

19h

20h

21h

KM PARCOURUS

Notes

MERCREDI 3 AVRIL St Richard

6h

7h

8h

9h

10h

11h

12h

13h

14h

15h

16h

17h

18h

19h

20h

21h

KM PARCOURUS

JEUDI 4 AVRIL St Isidore

6h

7h

8h

9h

10h

11h

12h

13h

14h

15h

16h

17h

18h

19h

20h

21h

KM PARCOURUS

Notes

Semaine 14

VENDREDI 5 AVRIL — Ste Irène

6h

7h

8h

9h

10h

11h

12h

13h

14h

15h

16h

17h

18h

19h

20h

21h

KM PARCOURUS

SAMEDI 6 AVRIL — St Marcellin

6h

7h

8h

9h

10h

11h

12h

13h

14h

15h

16h

17h

18h

19h

20h

21h

KM PARCOURUS

Notes

DIMANCHE 7 AVRIL St J.-B. de la Salle

6h

7h

8h

9h

10h

11h

12h

13h

14h

15h

16h

17h

18h

19h

20h

21h

KM PARCOURUS

Bilan de la semaine 14

KM

CA

Savoirs et pouvoirs

On ne le dit pas assez, mais les patients savent des choses, souvent sans le savoir… Le soignant peut alors se reposer sur leur expertise et même, en bénéficier.
Cinq catégories de savoirs peuvent être identifiés chez les patients et leurs proches* :

- **Les savoirs expérientiels implicites**
Le patient apprend de ses expériences et met en place ce qui est adapté pour lui (autoadaptation) : il peut guider l'infirmier.

- **Les savoirs expérientiels explicites**
Le patient est en capacité de partager ses savoirs de manière pertinente et par conséquent influer sur ses pairs (hétéro-adaptation) : il peut ainsi faire grandir les savoirs de l'infirmier.

- **Les savoirs situés**
L'expérience collective et la prise de position des patients peuvent amener à des propositions d'actions : par exemples, des collectifs de patients ont pu collecter des données scientifiques pour mettre en lien leurs pathologies et un sinistre ; avec le SIDA, les associations ont aussi permis l'intégration de patients dans des essais thérapeutiques.

- **Les savoirs théoriques**
À partir de savoirs basés sur des connaissances générales et abstraites, les patients agissent dans différents domaines (organisation des soins, une maladie et ses traitements…) : pour reprendre l'exemple précédent, les patients porteurs du VIH ont pu faire reconnaître des effets secondaires aux traitements.

- **Les savoirs experts**
De ces savoirs théoriques nait une solution technique pour répondre aux situations-problèmes : les patients ou aidants créent ainsi des outils pour le quotidien, des applications numériques, du matériel médical jusqu'à la découverte de traitements.

*Source : « Caractéristiques des savoirs des patients et liens avec leur pouvoir d'action : implications pour la formation médicale », O. GROSS et R. GAGNAYRE, Revue française de pédagogie, 2019.

NOUVELLE LUNE

LUNDI 8 AVRIL
Ste Julie

6h
7h
8h
9h
10h
11h
12h
13h
14h
15h
16h
17h
18h
19h
20h
21h

KM PARCOURUS

MARDI 9 AVRIL
St Gautier

6h
7h
8h
9h
10h
11h
12h
13h
14h
15h
16h
17h
18h
19h
20h
21h

KM PARCOURUS

Notes

MERCREDI 10 AVRIL
St Fulbert

6h

7h

8h

9h

10h

11h

12h

13h

14h

15h

16h

17h

18h

19h

20h

21h

KM PARCOURUS

JEUDI 11 AVRIL
St Stanislas

6h

7h

8h

9h

10h

11h

12h

13h

14h

15h

16h

17h

18h

19h

20h

21h

KM PARCOURUS

Notes

Ne pas oublier
FAIRE MES TÉLÉTRANSMISSIONS

VENDREDI 12 AVRIL — St Jules

6h
7h
8h
9h
10h
11h
12h
13h
14h
15h
16h
17h
18h
19h
20h
21h

KM PARCOURUS

SAMEDI 13 AVRIL — Ste Ida

6h
7h
8h
9h
10h
11h
12h
13h
14h
15h
16h
17h
18h
19h
20h
21h

KM PARCOURUS

Notes

DIMANCHE 14 AVRIL — St Maxime

6h
7h
8h
9h
10h
11h
12h
13h
14h
15h
16h
17h
18h
19h
20h
21h

KM PARCOURUS

Notes

Check-list pro pour préparer mes vacances

- [ ] Organiser une réunion avec mes collègues pour connaître leurs souhaits en termes de dates de vacances
- [ ] Vérifier que le contrat de remplacement est bien à jour
- [ ] Commencer à prospecter pour trouver un(e) remplaçant(e)
- [ ]
- [ ]
- [ ]
- [ ]
- [ ]
- [ ]
- [ ]
- [ ]
- [ ]

Bilan de la semaine 15

KM

CA

To do list

- [ ]
- [ ]
- [ ]

LUNDI 15 AVRIL — St Paterne

6h

7h

8h

9h

10h

11h

12h

13h

14h

15h

16h

17h

18h

19h

20h

21h

KM PARCOURUS

MARDI 16 AVRIL — St Benoît-Joseph

6h

7h

8h

9h

10h

11h

12h

13h

14h

15h

16h

17h

18h

19h

20h

21h

KM PARCOURUS

POINTER LES PRESCRIPTIONS À RENOUVELER EN MAI

Notes

MERCREDI 17 AVRIL — St Anicet

6h

7h

8h

9h

10h

11h

12h

13h

14h

15h

16h

17h

18h

19h

20h

21h

KM PARCOURUS

JEUDI 18 AVRIL — St Parfait

6h

7h

8h

9h

10h

11h

12h

13h

14h

15h

16h

17h

18h

19h

20h

21h

KM PARCOURUS

Notes

VENDREDI 19 AVRIL
Ste Emma

6h

7h

8h

9h

10h

11h

12h

13h

14h

15h

16h

17h

18h

19h

20h

21h

KM PARCOURUS

SAMEDI 20 AVRIL
Ste Odette

6h

7h

8h

9h

10h

11h

12h

13h

14h

15h

16h

17h

18h

19h

20h

21h

KM PARCOURUS

Notes

DIMANCHE 21 AVRIL
St Anselme

6h
7h
8h
9h
10h
11h
12h
13h

14h
15h
16h
17h
18h
19h
20h
21h

KM PARCOURUS

Notes

Mes anecdotes de patients à garder
(pour l'agenda 2025 ?)

Bilan de la semaine 16

KM

CA

To do list

- ☐
- ☐
- ☐

LUNDI 22 AVRIL — St Alexandre

6h

7h

8h

9h

10h

11h

12h

13h

14h

15h

16h

17h

18h

19h

20h

21h

KM PARCOURUS

MARDI 23 AVRIL — St Georges

6h

7h

8h

9h

10h

11h

12h

13h

14h

15h

16h

17h

18h

19h

20h

21h

KM PARCOURUS

Notes

MERCREDI 24 AVRIL

PLEINE LUNE

St Fidèle

6h

7h

8h

9h

10h

11h

12h

13h

14h

15h

16h

17h

18h

19h

20h

21h

KM PARCOURUS

JEUDI 25 AVRIL

St Marc

6h

7h

8h

9h

10h

11h

12h

13h

14h

15h

16h

17h

18h

19h

20h

21h

KM PARCOURUS

Notes

VENDREDI 26 AVRIL

Ste Alida

6h

7h

8h

9h

10h

11h

12h

13h

14h

15h

16h

17h

18h

19h

20h

21h

KM PARCOURUS

SAMEDI 27 AVRIL

Ste Zita

6h

7h

8h

9h

10h

11h

12h

13h

14h

15h

16h

17h

18h

19h

20h

21h

KM PARCOURUS

Notes

DIMANCHE 28 AVRIL Ste Valérie

6h
7h
8h
9h
10h
11h
12h
13h
14h
15h
16h
17h
18h
19h
20h
21h

KM PARCOURUS

Notes

Factures / retours Noémie à récupérer

- [ ]
- [ ]
- [ ]
- [ ]
- [ ]
- [ ]
- [ ]
- [ ]
- [ ]
- [ ]
- [ ]
- [ ]
- [ ]

Bilan de la semaine 17

KM

CA

To do list

- [ ]
- [ ]
- [ ]

LUNDI 29 AVRIL — Ste Cath. de Sienne

6h

7h

8h

9h

10h

11h

12h

13h

14h

15h

16h

17h

18h

19h

20h

21h

KM PARCOURUS

MARDI 30 AVRIL — St Robert

6h

7h

8h

9h

10h

11h

12h

13h

14h

15h

16h

17h

18h

19h

20h

21h

KM PARCOURUS

Bilan du mois d'avril

	S14	S15	S16	S17
KM				
CA				

MERCREDI 1ER MAI — FÊTE DU TRAVAIL

6h
7h
8h
9h
10h
11h
12h
13h
14h
15h
16h
17h
18h
19h
20h
21h

FÉRIÉ

KM PARCOURUS

JEUDI 2 MAI — St Boris

6h
7h
8h
9h
10h
11h
12h
13h
14h
15h
16h
17h
18h
19h
20h
21h

KM PARCOURUS

Notes

Ne pas oublier
FAIRE MES TÉLÉTRANSMISSIONS

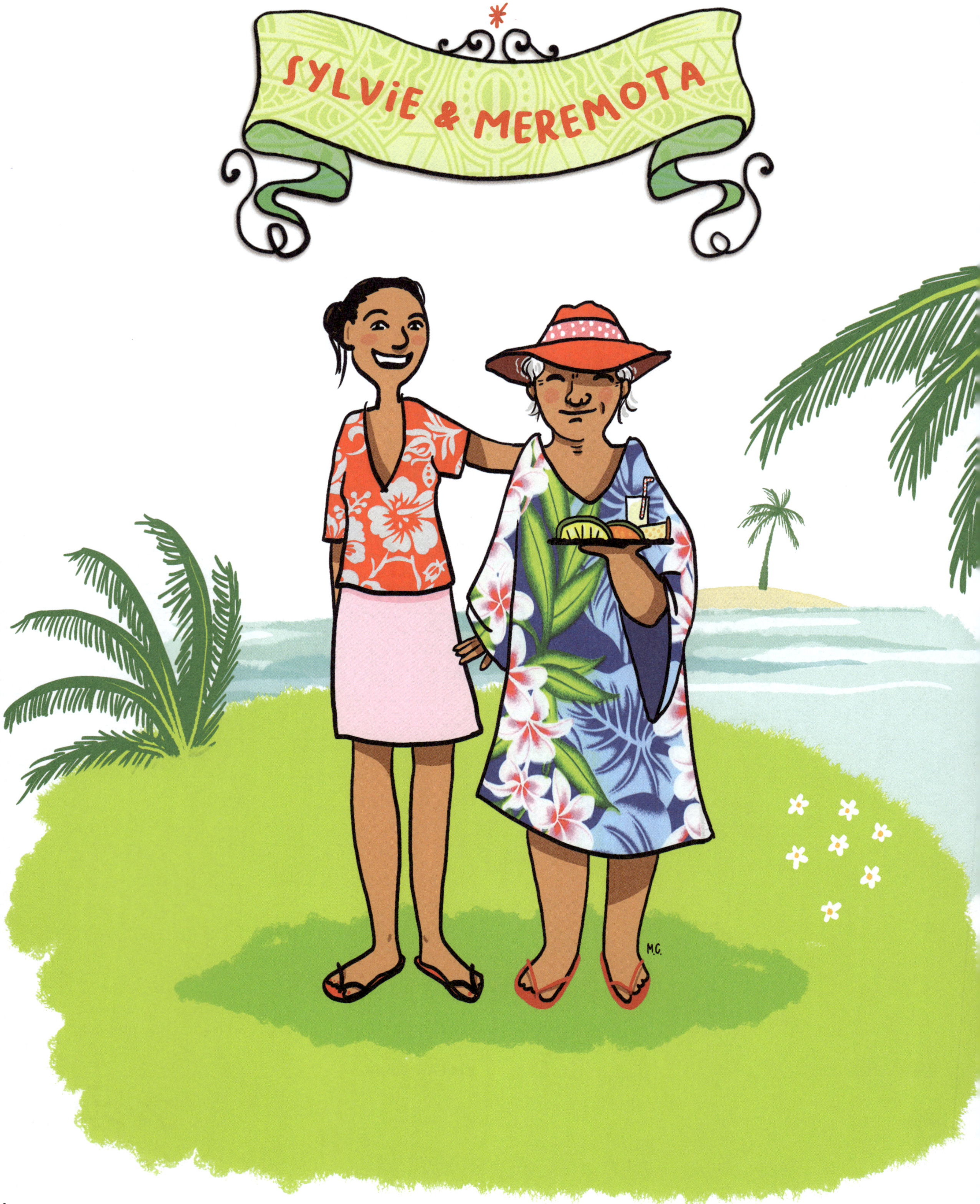
SYLVIE & MEREMOTA

Quelqu'un de ma famille

« Oui enfin j'avais, malheureusement elle est décédée, c'était un peu ma grand-mère d'adoption, ma mamy fa'amu comme on dit ici.

Je l'ai eue en soins pendant environ 16 ans, tous les jours, pour son diabète. Elle était sur la fin de ma tournée du matin, j'étais chez elle vers les 10h30/11h et elle me préparait toujours une petite collation, des fruits frais coupés (ananas, mangue), un morceau de pain coco, un bout de gâteau...

Et tous les dimanches, après son soin, elle m'attendait pour que je la dépose à l'église pour la messe. J'étais le lien avec ses petits-enfants partis en métropole pour le travail, on faisait des visios. Je lui rendais pas mal de services : faire des courses, aller retirer de l'argent, payer des factures...

J'ai suivi l'évolution de toute la famille. C'était vraiment très fort entre nous. J'ai vécu beaucoup de décès au cours de ma carrière mais là, c'était vraiment comme si quelqu'un de ma famille était parti. »

Sylvie

Mai

	L	M	M	J	V	S	D
s.18			1	2	3	4	5
s.19	6	7	8	9	10	11	12
s.20	13	14	15	16	17	18	19
s.21	20	21	22	23	24	25	26
s.22	27	28	29	30	31		

Commencer la chasse au binôme !

VENDREDI 3 MAI
St Philippe, St Jacques

6h
7h
8h
9h
10h
11h
12h
13h
14h
15h
16h
17h
18h
19h
20h
21h

KM PARCOURUS

SAMEDI 4 MAI
St Sylvain

6h
7h
8h
9h
10h
11h
12h
13h
14h
15h
16h
17h
18h
19h
20h
21h

KM PARCOURUS

Notes

6h

7h

8h

9h

10h

11h

12h

13h

14h

15h

16h

17h

18h

19h

20h

21h

KM PARCOURUS

Notes

Le patient partenaire

On parle de plus de en plus de patient partenaire, mais de quoi s'agit-il exactement ?

Le patient est de plus en plus en demande de se prendre en soins et d'être inclus dans ses décisions de santé. De patient passif, il devient patient partenaire avec ses savoirs et ses compétences.

Le professionnel de santé a un rôle à jouer pour co-construire avec lui ses projets de soins et de vie.

Il est préférable d'effectuer un bilan éducatif pour déterminer les représentations, les besoins, les attentes et les connaissances du patient face à sa maladie (ce qu'on appelle le bilan éducatif partagé).

L'éducation thérapeutique du patient (ETP) et de son entourage va ainsi permettre d'acquérir et de maintenir des compétences d'autosoins mais également des compétences d'adaptation.

Comprendre sa pathologie et ses répercussions, savoir repérer des symptômes d'alerte, avoir la bonne conduite à tenir en cas de crises (ex : asthme, hypoglycémie...), pratiquer et ajuster un traitement etc... visent à sécuriser et autonomiser le patient.

Laisser une place au patient ? Sa place dans sa prise en soins est un avantage pour lui et pour l'ensemble du système de santé.

Bilan de la semaine 18

KM

CA

To do list

- ☐
- ☐

Semaine 19

LUNDI 6 MAI — Ste Prudence

6h

7h

8h

9h

10h

11h

12h

13h

14h

15h

16h

17h

18h

19h

20h

21h

KM PARCOURUS

MARDI 7 MAI — Ste Gisèle

6h

7h

8h

9h

10h

11h

12h

13h

14h

15h

16h

17h

18h

19h

20h

21h

KM PARCOURUS

Notes

MERCREDI 8 MAI

NOUVELLE LUNE

VICTOIRE 1945

6h

7h

8h

9h

10h

11h

12h

13h

14h

15h

16h

17h

18h

19h

20h

21h

FÉRIÉ

KM PARCOURUS

JEUDI 9 MAI

ASCENSION

6h

7h

8h

9h

10h

11h

12h

13h

14h

15h

16h

17h

18h

19h

20h

21h

FÉRIÉ

KM PARCOURUS

Notes

VENDREDI 10 MAI

Ste Solange

6h

7h

8h

9h

10h

11h

12h

13h

14h

15h

16h

17h

18h

19h

20h

21h

KM PARCOURUS

SAMEDI 11 MAI

Ste Estelle

6h

7h

8h

9h

10h

11h

12h

13h

14h

15h

16h

17h

18h

19h

20h

21h

KM PARCOURUS

Notes

6h

7h

8h

9h

10h

11h

12h

13h

14h

15h

16h

17h

18h

19h

20h

21h

KM PARCOURUS

Notes

Le patient partenaire, selon Thérèse Psiuk et Hugues Lefort*

« La notion de patient partenaire résulte de l'évolution de la place de l'usager au niveau des soins – avec toutes les lois qui ont été mises en place depuis celle du 31 décembre 1970 – et de la participation active des usagers à la mise en place de notre politique de santé. Malheureusement, ce terme met à mal tous les acteurs de soins pensant avoir la connaissance et donc le pouvoir de décision en termes de santé. Il est peu connu et pris en compte, sinon difficilement accepté. Il impose aux professionnels de santé une reconfiguration de leurs rapports aux patients et aux perspectives en soins. Il nécessite une formation initiale et continue qui est de plus en plus élaborée et effective depuis ces cinq dernières années. Il place les professionnels de santé à un même niveau de collaboration et de décision que le patient, sujet de l'attention commune, cœur du projet de soins. »

* *Patient partenaire, patient expert, de l'accompagnement à l'autonomie*, T. Psiuk et H. Lefort, Editions Vuibert, 2019.

Bilan de la semaine 19

KM

CA

To do list

- [ ]
- [ ]
- [ ]

LUNDI 13 MAI — Ste Rolande

6h

7h

8h

9h

10h

11h

12h

13h

14h

15h

16h

17h

18h

19h

20h

21h

KM PARCOURUS

MARDI 14 MAI — St Matthias

6h

7h

8h

9h

10h

11h

12h

13h

14h

15h

16h

17h

18h

19h

20h

21h

KM PARCOURUS

POINTER LES PRESCRIPTIONS À RENOUVELER EN JUIN

Notes

MERCREDI 15 MAI Ste Denise

6h
7h
8h
9h
10h
11h
12h
13h
14h
15h
16h
17h
18h
19h
20h
21h

KM PARCOURUS

JEUDI 16 MAI St Honoré

6h
7h
8h
9h
10h
11h
12h
13h
14h
15h
16h
17h
18h
19h
20h
21h

KM PARCOURUS

Notes

Ne pas oublier
FAIRE MES TÉLÉTRANSMISSIONS
★ ★ ★

VENDREDI 17 MAI — St Pascal

6h

7h

8h

9h

10h

11h

12h

13h

14h

15h

16h

17h

18h

19h

20h

21h

KM PARCOURUS

SAMEDI 18 MAI — St Éric

6h

7h

8h

9h

10h

11h

12h

13h

14h

15h

16h

17h

18h

19h

20h

21h

KM PARCOURUS

Notes

DIMANCHE 19 MAI PENTECÔTE

6h
7h
8h
9h
10h
11h
12h
13h
14h
15h
16h
17h
18h
19h
20h
21h

KM PARCOURUS

Notes

Mes anecdotes de patients à garder
(pour l'agenda 2025 ?)

Bilan de la semaine 20

KM

CA

To do list

- [ ]
- [ ]
- [ ]

LUNDI 20 MAI — L. DE PENTECÔTE

FÉRIÉ

6h
7h
8h
9h
10h
11h
12h
13h
14h
15h
16h
17h
18h
19h
20h
21h

KM PARCOURUS

MARDI 21 MAI — St Constantin

6h
7h
8h
9h
10h
11h
12h
13h
14h
15h
16h
17h
18h
19h
20h
21h

KM PARCOURUS

Notes

MERCREDI 22 MAI — St Émile

6h

7h

8h

9h

10h

11h

12h

13h

14h

15h

16h

17h

18h

19h

20h

21h

KM PARCOURUS

JEUDI 23 MAI — St Didier

PLEINE LUNE

6h

7h

8h

9h

10h

11h

12h

13h

14h

15h

16h

17h

18h

19h

20h

21h

KM PARCOURUS

Notes

VENDREDI 24 MAI — St Donatien

6h

7h

8h

9h

10h

11h

12h

13h

14h

15h

16h

17h

18h

19h

20h

21h

KM PARCOURUS

SAMEDI 25 MAI — Ste Sophie

6h

7h

8h

9h

10h

11h

12h

13h

14h

15h

16h

17h

18h

19h

20h

21h

KM PARCOURUS

Notes

DIMANCHE 26 MAI

Fête des Mères

6h

7h

8h

9h

10h

11h

12h

13h

14h

15h

16h

17h

18h

19h

20h

21h

KM PARCOURUS

Notes

Factures / retours Noémie à récupérer

- [ ]
- [ ]
- [ ]
- [ ]
- [ ]
- [ ]
- [ ]
- [ ]
- [ ]
- [ ]
- [ ]
- [ ]
- [ ]

Bilan de la semaine 21

KM

CA

To do list

- [ ]
- [ ]
- [ ]

LUNDI 27 MAI — St Augustin

6h

7h

8h

9h

10h

11h

12h

13h

14h

15h

16h

17h

18h

19h

20h

21h

KM PARCOURUS

MARDI 28 MAI — St Germain

6h

7h

8h

9h

10h

11h

12h

13h

14h

15h

16h

17h

18h

19h

20h

21h

KM PARCOURUS

Notes

MERCREDI 29 MAI St Aymar

6h

7h

8h

9h

10h

11h

12h

13h

14h

15h

16h

17h

18h

19h

20h

21h

KM PARCOURUS

JEUDI 30 MAI St Ferdinand

6h

7h

8h

9h

10h

11h

12h

13h

14h

15h

16h

17h

18h

19h

20h

21h

KM PARCOURUS

Notes

Ne pas oublier

FAIRE MES TÉLÉTRANSMISSIONS

VENDREDI 31 MAI — Visitation

6h
7h
8h
9h
10h
11h
12h
13h
14h
15h
16h
17h
18h
19h
20h
21h

KM PARCOURUS

Travel Bucket List

- [ ]
- [ ]
- [ ]
- [ ]
- [ ]
- [ ]
- [ ]
- [ ]
- [ ]
- [ ]
- [ ]
- [ ]
- [ ]
- [ ]
- [ ]
- [ ]
- [ ]
- [ ]
- [ ]
- [ ]

Bilan du mois de mai

	S18	S19	S20	S21	S22
KM					
CA					

SAMEDI 1er JUIN — St Justin

6h
7h
8h
9h
10h
11h
12h
13h
14h
15h
16h
17h
18h
19h
20h
21h

KM PARCOURUS

DIMANCHE 2 JUIN — Ste Blandine

6h
7h
8h
9h
10h
11h
12h
13h
14h
15h
16h
17h
18h
19h
20h
21h

KM PARCOURUS

Notes

Bilan de la semaine 22

KM

CA

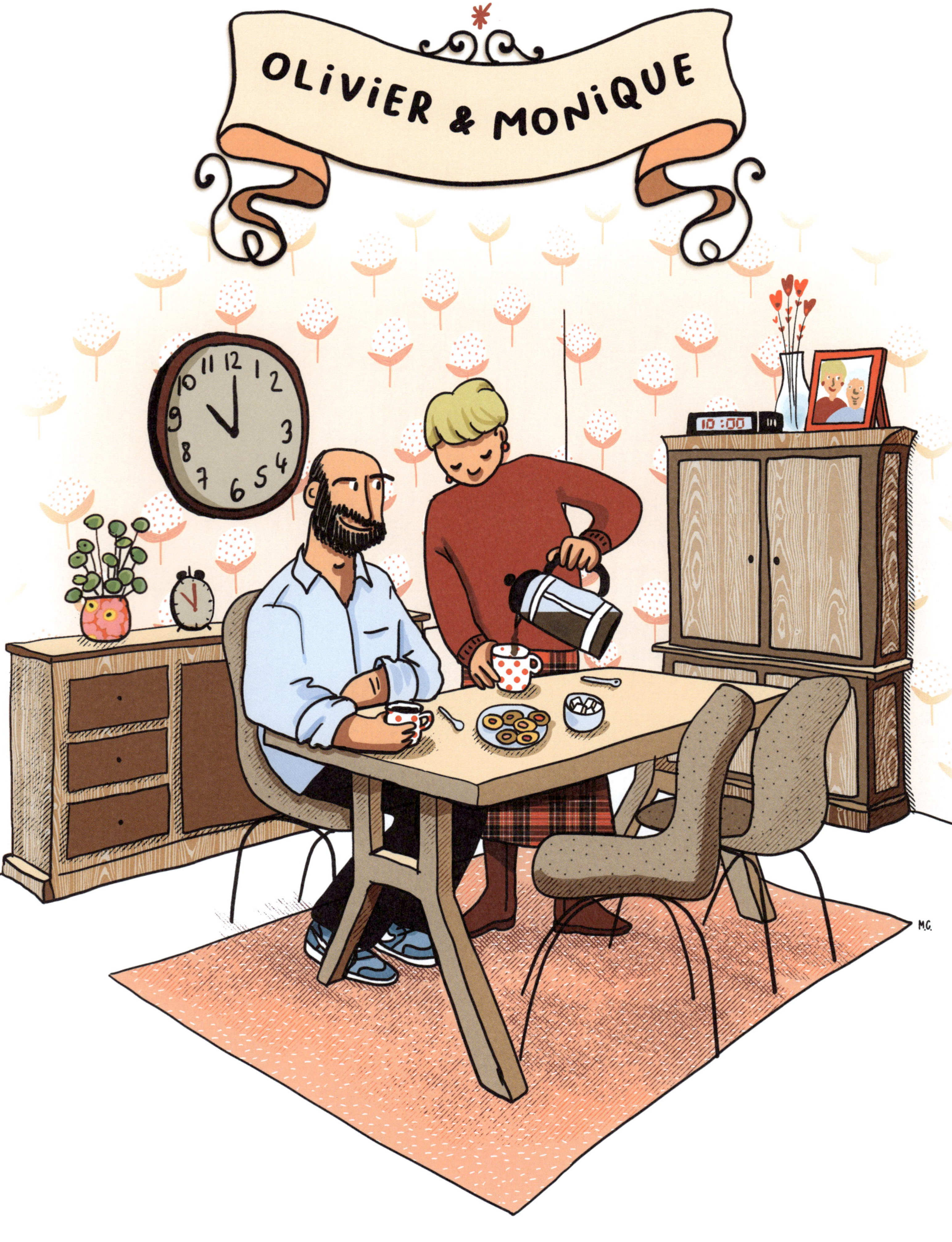
OLIVIER & MONIQUE
10:00
M.G.

2 500 cafés à heure fixe

«Ma toute première patiente en tant qu'IDEL, je l'ai vue pendant plus de 8 ans. C'était une dame âgée aidée par sa fille au quotidien, Monique.

Je devais être chez Monique tous les jours à 10 heures pile, et au début je trouvais cela agaçant et ridicule : je devais attendre dans ma voiture pour sonner à l'heure exacte sinon j'avais droit à des réflexions désagréables. Un jour, en discutant avec sa fille, celle-ci m'a expliqué que chaque journée était pour elle un marathon de 7 heures du matin à 19 heures. Elle réveillait sa mère à 7 heures, puis petit déjeuner puis kiné ou podologue ou médecin, etc... J'ai compris surtout qu'entre l'entretien de la grande maison et s'occuper de sa mère, Monique n'avait pas une minute à elle de la journée. Alors je suis arrivé à l'heure tous les jours... Et j'ai eu droit à un café chaud prêt pile à l'heure tous les jours. On a tissé des liens ainsi un peu tous les jours, d'abord en parlant de sa mère et puis après, de nos vies respectives. Pourtant, du jour au lendemain, quand sa mère est décédée, Monique a déménagé et je n'ai plus jamais entendu parler d'elle.. J'ai calculé une fois que j'étais pourtant entré plus de 2 500 fois chez elle... à heure fixe.»

Olivier

Juin

	L	M	M	J	V	S	D
s.22						1	2
s.23	3	4	5	6	7	8	9
s.24	10	11	12	13	14	15	16
s.25	17	18	19	20	21	22	23
s.26	24	25	26	27	28	29	30

LUNDI 3 JUIN — St Kévin

6h

7h

8h

9h

10h

11h

12h

13h

14h

15h

16h

17h

18h

19h

20h

21h

KM PARCOURUS

MARDI 4 JUIN — Ste Clothilde

6h

7h

8h

9h

10h

11h

12h

13h

14h

15h

16h

17h

18h

19h

20h

21h

KM PARCOURUS

Notes

MERCREDI 5 JUIN
St Igor

6h
7h
8h
9h
10h
11h
12h
13h
14h
15h
16h
17h
18h
19h
20h
21h

KM PARCOURUS

JEUDI 6 JUIN
NOUVELLE LUNE

St Norbert

6h
7h
8h
9h
10h
11h
12h
13h
14h
15h
16h
17h
18h
19h
20h
21h

KM PARCOURUS

Notes

VENDREDI 7 JUIN — St Gilbert

6h

7h

8h

9h

10h

11h

12h

13h

14h

15h

16h

17h

18h

19h

20h

21h

KM PARCOURUS

SAMEDI 8 JUIN — St Médard

6h

7h

8h

9h

10h

11h

12h

13h

14h

15h

16h

17h

18h

19h

20h

21h

KM PARCOURUS

Notes

6h

7h

8h

9h

10h

11h

12h

13h

14h

15h

16h

17h

18h

19h

20h

21h

KM PARCOURUS

Notes

Prendre soin de l'aidant comme il prend soin de son proche

Accompagner un proche malade, en perte d'autonomie ou porteur de handicap, en bref être un aidant, ce n'est pas de tout repos et cela peut amener à un épuisement physique et psychologique.

Rompre le silence, l'isolement, demander de l'aide n'est pas facile, surtout quand on ne sait pas vers qui nous tourner.

Des actions existent au niveau national, menées par des associations telles les « cafés-parole » pour aidants, ou la possibilité qu'un bénévole vienne au domicile pour quelques heures.

L'échelle de Zarit (auto-évaluation) permet d'évaluer le fardeau des aidants à travers trois dimensions : les charges émotionnelles, physiques et financières. La connaissiez-vous ?

Le site https://maboussoleaidants.fr est une ressource intéressante, il permet de trouver des aides de proximité adaptées à différentes pathologies.

Un regard, un espace de parole, un conseil peuvent rappeler à cette personne, ce partenaire de soin, qu'elle n'est pas invisible et qu'elle compte !

Bilan de la semaine 23

KM

CA

To do list

- ☐
- ☐
- ☐

LUNDI 10 JUIN — St Landry

6h

7h

8h

9h

10h

11h

12h

13h

14h

15h

16h

17h

18h

19h

20h

21h

KM PARCOURUS

MARDI 11 JUIN — St Barnabé

6h

7h

8h

9h

10h

11h

12h

13h

14h

15h

16h

17h

18h

19h

20h

21h

KM PARCOURUS

Notes

POINTER LES PRESCRIPTIONS À RENOUVELER EN JUILLET

MERCREDI 12 JUIN St Guy

6h

7h

8h

9h

10h

11h

12h

13h

14h

15h

16h

17h

18h

19h

20h

21h

KM PARCOURUS

JEUDI 13 JUIN St Antoine de P.

6h

7h

8h

9h

10h

11h

12h

13h

14h

15h

16h

17h

18h

19h

20h

21h

KM PARCOURUS

Notes

Ne pas oublier

FAIRE MES TÉLÉTRANSMISSIONS

★ ★ ★

VENDREDI 14 JUIN — Ste Elisée

6h

7h

8h

9h

10h

11h

12h

13h

14h

15h

16h

17h

18h

19h

20h

21h

KM PARCOURUS

SAMEDI 15 JUIN — Ste Germaine

6h

7h

8h

9h

10h

11h

12h

13h

14h

15h

16h

17h

18h

19h

20h

21h

KM PARCOURUS

Notes

DIMANCHE 16 JUIN Fête des Pères

6h

7h

8h

9h

10h

11h

12h

13h

14h

15h

16h

17h

18h

19h

20h

21h

KM PARCOURUS

Notes

Mes anecdotes de patients à garder
(pour l'agenda 2025 ?)

Bilan de la semaine 24

KM

CA

To do list

- [ ]
- [ ]
- [ ]

LUNDI 17 JUIN — St Hervé

6h

7h

8h

9h

10h

11h

12h

13h

14h

15h

16h

17h

18h

19h

20h

21h

KM PARCOURUS

MARDI 18 JUIN — Ste Léonce

6h

7h

8h

9h

10h

11h

12h

13h

14h

15h

16h

17h

18h

19h

20h

21h

KM PARCOURUS

Notes

MERCREDI 19 JUIN — St Romuald

6h

7h

8h

9h

10h

11h

12h

13h

14h

15h

16h

17h

18h

19h

20h

21h

KM PARCOURUS

JEUDI 20 JUIN — ÉTÉ

6h

7h

8h

9h

10h

11h

12h

13h

14h

15h

16h

17h

18h

19h

20h

21h

KM PARCOURUS

Notes

VENDREDI 21 JUIN — St Gonzague

6h

7h

8h

9h

10h

11h

12h

13h

14h

15h

16h

17h

18h

19h

20h

21h

KM PARCOURUS

SAMEDI 22 JUIN — St Alban

PLEINE LUNE

6h

7h

8h

9h

10h

11h

12h

13h

14h

15h

16h

17h

18h

19h

20h

21h

KM PARCOURUS

Notes

6h

7h

8h

9h

10h

11h

12h

13h

14h

15h

16h

17h

18h

19h

20h

21h

KM PARCOURUS

Notes

Quelques pistes pour aider l'aidant, par Hélène Rossinot*

Comment, en tant qu'IDEL, puis-je soulager l'aidant d'un patient à domicile ?

Prendre quelques minutes pour échanger avec l'aidant, pas à propos du patient mais de lui (comment va-t-il, comment vit-il les choses, arrive-t-il à prendre un peu de temps pour lui…).

Comment éviter que l'aidant n'intervienne trop ?

- Faire preuve de pédagogie et expliquer ce qui va être fait (dans les limites du respect du secret professionnel).
- Demander si l'aidant a des questions, cela peut participer à rassurer le proche.
- Si on le sent insistant, tenter de prendre l'aidant à part et lui demander de manière bienveillante ce qui le rassurerait et lui permettrait d'accepter de lâcher prise pendant la durée du soin.

Quelles associations recommander à un aidant en souffrance ?

- Association « Avec nos proches » : avecnosproches.com ou 01 84 72 94 72
- Collectif je t'aide : associationjetaide.org
- Jade, s'il y a des mineurs en lien avec le patient : jeunes-aidants.com.

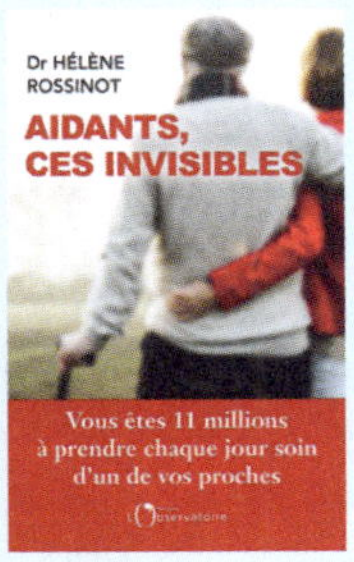

*Médecin spécialiste de santé publique et médecine sociale, et experte de la question des proches aidants, Hélène Rossinot est auteure de *Aidants ces invisibles*, Éditions de l'Observatoire, 2019.

Bilan de la semaine 25

KM

CA

LUNDI 24 JUIN — St Jean-Baptiste

6h
7h
8h
9h
10h
11h
12h
13h
14h
15h
16h
17h
18h
19h
20h
21h

KM PARCOURUS

MARDI 25 JUIN — St Prosper

6h
7h
8h
9h
10h
11h
12h
13h
14h
15h
16h
17h
18h
19h
20h
21h

KM PARCOURUS

Notes

MERCREDI 26 JUIN — St Anthelme

6h

7h

8h

9h

10h

11h

12h

13h

14h

15h

16h

17h

18h

19h

20h

21h

KM PARCOURUS

JEUDI 27 JUIN — St Fernand

6h

7h

8h

9h

10h

11h

12h

13h

14h

15h

16h

17h

18h

19h

20h

21h

KM PARCOURUS

Notes

Ne pas oublier
FAIRE MES TÉLÉTRANSMISSIONS

VENDREDI 28 JUIN — Ste Irinée

6h
7h
8h
9h
10h
11h
12h
13h
14h
15h
16h
17h
18h
19h
20h
21h

KM PARCOURUS

SAMEDI 29 JUIN — St Pierre-Paul

6h
7h
8h
9h
10h
11h
12h
13h
14h
15h
16h
17h
18h
19h
20h
21h

KM PARCOURUS

Notes

DIMANCHE 30 JUIN St Martial

6h
7h
8h
9h
10h
11h
12h
13h
14h
15h
16h
17h
18h
19h
20h
21h

KM PARCOURUS

Factures / retours Noémie à récupérer

- ☐
- ☐
- ☐
- ☐
- ☐
- ☐
- ☐
- ☐
- ☐
- ☐
- ☐

Bilan de la semaine 26

KM

CA

To do list

- ☐
- ☐
- ☐
- ☐

Bilan du mois de juin

	S23	S24	S25	S26
KM				
CA				

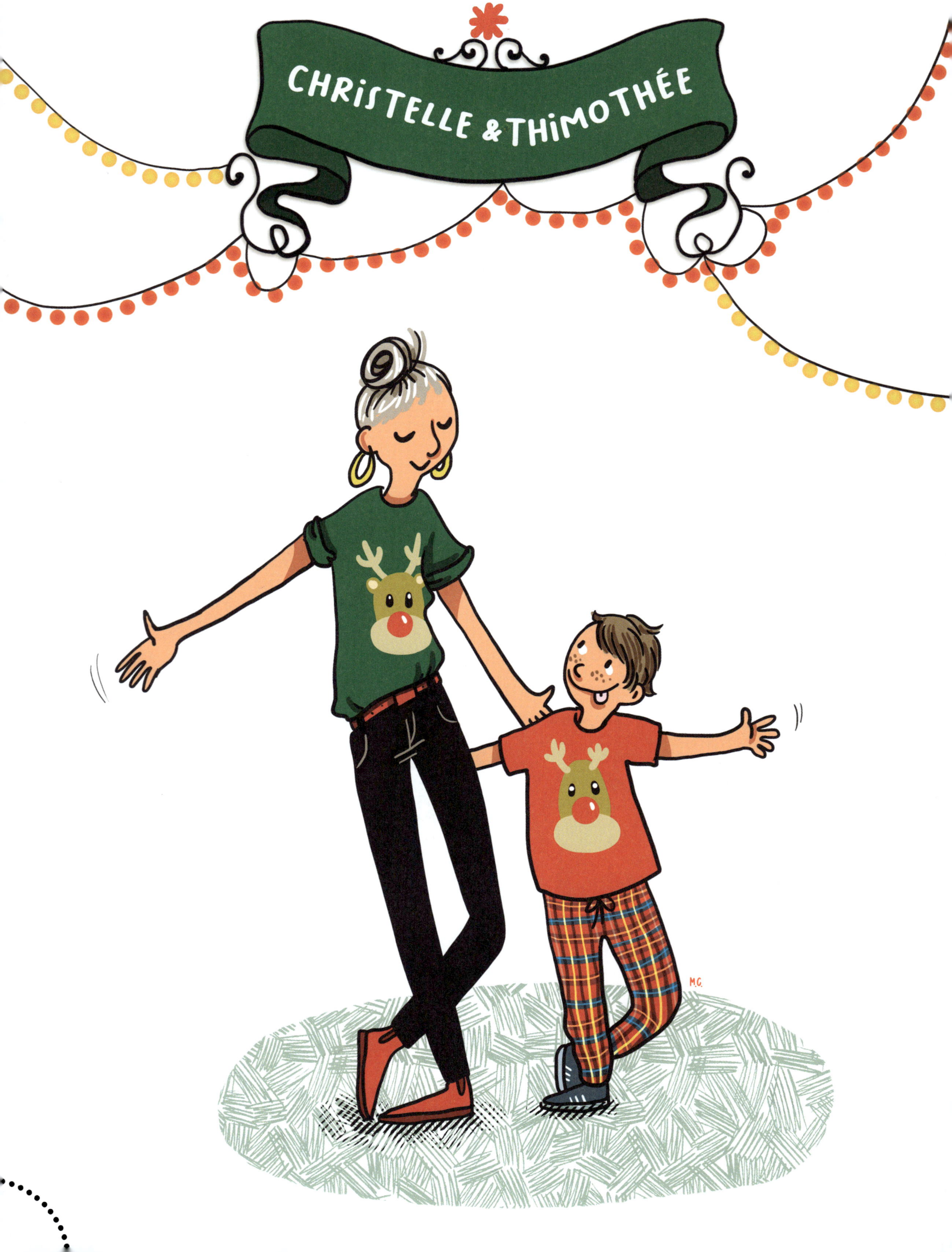
CHRISTELLE & THIMOTHÉE
M.G.

Douleur et rires

«Un des patients dont je me souviendrai toujours, c'est Timothée, le premier enfant à qui j'ai eu à faire des soins. N'étant pas très à l'aise avec les enfants, j'appréhendais la relation à établir avec eux dans mes soins.

Un jour de décembre aux abords de Noël, je suis allée chez ce petit garçon pour lui faire une injection. Dès que je suis arrivée, terrorisé à l'idée de ce que je m'apprêtais à lui faire, Timothée s'est réfugié derrière les jambes de sa mère. Malgré plusieurs explications sur son patch d'EMLA® et sur le soin, il ne voulait rien entendre. C'est en le voyant tordre son pull-over de stress que l'idée m'est venue ! J'ai enlevé mon sweat et lui ai montré que nous avions tous les deux Rodolphe, le renne de Père-Noël, sur notre vêtement. D'abord méfiant, il s'est ensuite intéressé au nez pailleté de mon renne… Et n'a même pas senti l'injection ! Jamais je ne me serais considérée capable de capter avec douceur l'attention et la confiance d'un enfant mais ce fut ici le cas. Depuis, j'ai une panoplie incroyable de t-shirts rigolos lorsque je vais réaliser des soins avec des enfants et je n'oublie jamais mes pansements animaux pour les amuser.»

Christelle

Juillet

	L	M	M	J	V	S	D
s.27	1	2	3	4	5	6	7
s.28	8	9	10	11	12	13	14
s.29	15	16	17	18	19	20	21
s.30	22	23	24	25	26	27	28
s.31	29	30	31				

Prendre RDV
avec mon comptable !

LUNDI 1ER JUILLET — St Thierry

6h
7h
8h
9h
10h
11h
12h
13h
14h
15h
16h
17h
18h
19h
20h
21h

KM PARCOURUS

MARDI 2 JUILLET — St Martinien

6h
7h
8h
9h
10h
11h
12h
13h
14h
15h
16h
17h
18h
19h
20h
21h

KM PARCOURUS

Notes

MERCREDI 3 JUILLET
St Thomas

6h

7h

8h

9h

10h

11h

12h

13h

14h

15h

16h

17h

18h

19h

20h

21h

KM PARCOURUS

JEUDI 4 JUILLET
St Florent

6h

7h

8h

9h

10h

11h

12h

13h

14h

15h

16h

17h

18h

19h

20h

21h

KM PARCOURUS

Notes

VENDREDI 5 JUILLET
St Antoine

6h

7h

8h

9h

10h

11h

12h

13h

14h

15h

16h

17h

18h

19h

20h

21h

KM PARCOURUS

SAMEDI 6 JUILLET
NOUVELLE LUNE

Ste Mariette

6h

7h

8h

9h

10h

11h

12h

13h

14h

15h

16h

17h

18h

19h

20h

21h

KM PARCOURUS

Notes

DIMANCHE 7 JUILLET — St Raoul

6h

7h

8h

9h

10h

11h

12h

13h

14h

15h

16h

17h

18h

19h

20h

21h

KM PARCOURUS

Notes

Le patient expert

Depuis quelques années, des patients experts formés à l'éducation thérapeutique du patient intègrent des programmes d'ETP.

Le patient expert peut être défini comme un patient porteur d'une maladie chronique ou un parent, ayant développé une connaissance fine de sa maladie et disposant d'une expertise dans le vécu quotidien d'une pathologie ou d'une limitation physique.

Le patient expert ne remplace pas les professionnels de santé mais vient en renfort dans le parcours de soins.

Certaines capacités sont recherchées chez les patients, en voici quelques-unes :

- la capacité à prendre du recul sur son expérience ;
- la capacité à travailler en équipe ;
- la capacité à écouter, s'adapter.

Des facultés de médecine proposent des DU de partenariat patient-soignant (Montpellier-Nice, Marseille, Paris…) pour former et professionnaliser ce nouvel acteur de soins.

Au cours de la formation le patient acquiert des compétences en co-construction et coanimation en ETP, de co-enseignement, relationnelles, pédagogiques…

Cela permet de développer une collaboration avec les professionnels de santé au bénéfice de la collectivité.

En libéral, les patients experts sont également une richesse, dans le cadre d'ateliers d'ETP évidemment, lors d'échanges type après-midi ou soirée à thèmes ou en coanimation dans des formations…

Leurs expériences, leurs compétences, les échanges qui en découlent sont des atouts pour les professionnels et les patients pour avancer ensemble.

Bilan de la semaine 27

KM

CA

LUNDI 8 JUILLET — St Thibault

6h

7h

8h

9h

10h

11h

12h

13h

14h

15h

16h

17h

18h

19h

20h

21h

KM PARCOURUS

MARDI 9 JUILLET — Ste Amandine

6h

7h

8h

9h

10h

11h

12h

13h

14h

15h

16h

17h

18h

19h

20h

21h

KM PARCOURUS

Notes

MERCREDI 10 JUILLET — St Ulrich

6h

7h

8h

9h

10h

11h

12h

13h

14h

15h

16h

17h

18h

19h

20h

21h

KM PARCOURUS

JEUDI 11 JUILLET — St Benoît

6h

7h

8h

9h

10h

11h

12h

13h

14h

15h

16h

17h

18h

19h

20h

21h

KM PARCOURUS

Notes

Ne pas oublier

FAIRE MES TÉLÉTRANSMISSIONS

VENDREDI 12 JUILLET

St Olivier

6h

7h

8h

9h

10h

11h

12h

13h

14h

15h

16h

17h

18h

19h

20h

21h

KM PARCOURUS

SAMEDI 13 JUILLET

St Henri, St Joël

6h

7h

8h

9h

10h

11h

12h

13h

14h

15h

16h

17h

18h

19h

20h

21h

KM PARCOURUS

Notes

Ne pas oublier
C'EST L'HEURE DE LA COMPTA !
★ ★ ★

DIMANCHE 14 JUILLET — FÊTE NATIONALE

6h

7h

8h

9h

10h

11h

12h

13h

14h

15h

16h

17h

18h

19h

20h

21h

FÉRIÉ

KM PARCOURUS

Notes

Rappels sur la douleur chez l'enfant : la crème Emla®

L'Emla® est une crème composée de deux anesthésiants locaux (lidocaïne 2,5 % et prilocaïne 2,5 %) qui agit par diffusion et induit une anesthésie cutanée de quelques millimètres : 3 mm après 1 h de pose ; 5 mm après 2 h de pose.

L'objectif est de prévenir la douleur liée aux effractions cutanées :

- diminuer ou supprimer la douleur ;
- diminuer le stress des enfants ;
- prévenir l'apparition d'une phobie des soins ;
- obtenir une meilleure participation de l'enfant et de sa famille ;
- établir un climat de confiance.*

Âge de l'enfant	De 1 à 6 ans	De 6 à 12 ans	12 ans et plus
Dose recommandée	1 à 2 g	2 g	2 à 3 g
Dose maximale	10 g	20 g	50 g
Temps d'application	1 h 30 à 4 h	1 h 30 à 4 h	1 h 30 à 4 h
Durée d'anesthésie après le retrait	1 à 2 h	1 à 2 h	1 à 2 h

**Toutes les fiches de soins pour réussir en IFSI*, F. Le Pleux et L. Couto, Éditions Vuibert, 2022.

Bilan de la semaine 28

KM

CA

To do list

- [ ]
- [ ]
- [ ]
- [ ]

LUNDI 15 JUILLET
St Donald

6h

7h

8h

9h

10h

11h

12h

13h

14h

15h

16h

17h

18h

19h

20h

21h

KM PARCOURUS

MARDI 16 JUILLET
St ND Mt Carmel

6h

7h

8h

9h

10h

11h

12h

13h

14h

15h

16h

17h

18h

19h

20h

21h

KM PARCOURUS

POINTER LES PRESCRIPTIONS À RENOUVELER EN AOÛT

Notes

MERCREDI 17 JUILLET — Ste Charlotte

6h

7h

8h

9h

10h

11h

12h

13h

14h

15h

16h

17h

18h

19h

20h

21h

KM PARCOURUS

JEUDI 18 JUILLET — St Frédéric

6h

7h

8h

9h

10h

11h

12h

13h

14h

15h

16h

17h

18h

19h

20h

21h

KM PARCOURUS

Notes

VENDREDI 19 JUILLET — St Arsène

6h

7h

8h

9h

10h

11h

12h

13h

14h

15h

16h

17h

18h

19h

20h

21h

KM PARCOURUS

SAMEDI 20 JUILLET — Ste Marina

6h

7h

8h

9h

10h

11h

12h

13h

14h

15h

16h

17h

18h

19h

20h

21h

KM PARCOURUS

Notes

DIMANCHE 21 JUILLET

PLEINE LUNE

St Victor

6h

7h

8h

9h

10h

11h

12h

13h

14h

15h

16h

17h

18h

19h

20h

21h

KM PARCOURUS

Bilan de la semaine 29

KM

CA

Quiz : Quel type d'infirmier(e) libéral(e) es-tu ?

1. On dit de toi que tu es :

- ♣ très à l'écoute mais aussi très bavarde !
- ▲ en dehors des codes, tu aimes bien te faire remarquer.
- ● toujours active : tu aimes faire plein de choses.
- ◆ très speed : la farniente n'est pas vraiment pour toi.

2. Qu'est-ce qui t'embête le plus ?

- ● Être inactive.
- ♣ Être seule.
- ◆ Être inutile.
- ▲ Être transparente.

3. Le moment de la journée que tu préfères, c'est :

- ◆ la matin, quand tu attaques la journée.
- ▲ l'après-midi, il y règne une certaine atmosphère que tu apprécies.
- ♣ la nuit, quand tout est silencieux.
- ● peu importe, tant que tu es en forme !

4. Quel est le médicament de prédilection dans ton exercice professionnel ?

- ● L'insuline.
- ◆ L'adrénaline.
- ♣ Les anxiolytiques.
- ▲ Tu cherches toujours si une solution alternative est en accord avec le protocole médical.

RÉSULTATS :

Tu as une majorité de :

- ● : bienvenue chez les infirmier(e)s hyperactif(ve)s !
- ♣ : tu fais partie des infirmier(e)s à l'écoute.
- ◆ : voici un(e) infirmier(e) de l'urgence !
- ▲ : tu es un(e) infirmier(e) mystérieux(se).

LUNDI 22 JUILLET — Ste Marie Madeleine

6h

7h

8h

9h

10h

11h

12h

13h

14h

15h

16h

17h

18h

19h

20h

21h

KM PARCOURUS

MARDI 23 JUILLET — Ste Brigitte

6h

7h

8h

9h

10h

11h

12h

13h

14h

15h

16h

17h

18h

19h

20h

21h

KM PARCOURUS

Notes

MERCREDI 24 JUILLET
Ste Christine

6h

7h

8h

9h

10h

11h

12h

13h

14h

15h

16h

17h

18h

19h

20h

21h

KM PARCOURUS

JEUDI 25 JUILLET
St Jacques

6h

7h

8h

9h

10h

11h

12h

13h

14h

15h

16h

17h

18h

19h

20h

21h

KM PARCOURUS

Notes

VENDREDI 26 JUILLET — Ste Anne, St Joachim

6h

7h

8h

9h

10h

11h

12h

13h

14h

15h

16h

17h

18h

19h

20h

21h

KM PARCOURUS

SAMEDI 27 JUILLET — Ste Nathalie

6h

7h

8h

9h

10h

11h

12h

13h

14h

15h

16h

17h

18h

19h

20h

21h

KM PARCOURUS

Notes

DIMANCHE 28 JUILLET

St Samson

6h

7h

8h

9h

10h

11h

12h

13h

14h

15h

16h

17h

18h

19h

20h

21h

KM PARCOURUS

Notes

Factures / retours
Noémie à récupérer

- [ ]
- [ ]
- [ ]
- [ ]
- [ ]
- [ ]
- [ ]
- [ ]
- [ ]
- [ ]
- [ ]
- [ ]
- [ ]

Bilan de la semaine 30

KM

CA

To do list

- [ ]
- [ ]
- [ ]

LUNDI 29 JUILLET — Ste Marthe

6h

7h

8h

9h

10h

11h

12h

13h

14h

15h

16h

17h

18h

19h

20h

21h

KM PARCOURUS

MARDI 30 JUILLET — Ste Juliette

6h

7h

8h

9h

10h

11h

12h

13h

14h

15h

16h

17h

18h

19h

20h

21h

KM PARCOURUS

Notes

MERCREDI 31 JUILLET
St Ignace de L.

6h
7h
8h
9h
10h
11h
12h
13h
14h
15h
16h
17h
18h
19h
20h
21h

KM PARCOURUS

JEUDI 1ER AOÛT
St Alphonse

6h
7h
8h
9h
10h
11h
12h
13h
14h
15h
16h
17h
18h
19h
20h
21h

KM PARCOURUS

Bilan du mois de juillet

	S27	S28	S29	S30
KM				
CA				

Ne pas oublier
FAIRE MES TÉLÉTRANSMISSIONS

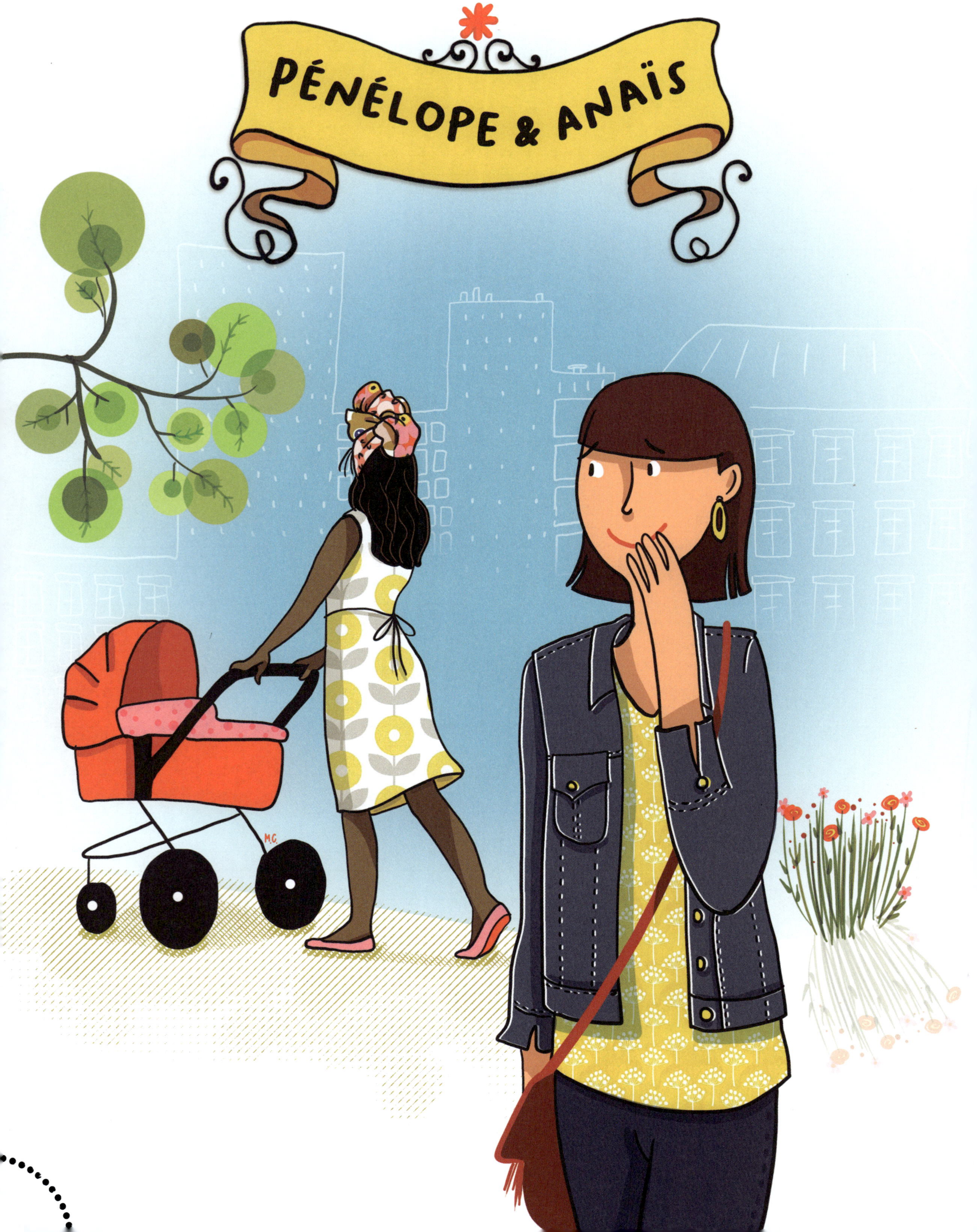
PÉNÉLOPE & ANAÏS
M.C.

De la difficulté à être mère

« C'est une jeune femme que j'ai accompagnée pendant quelques visites pour des injections liées à un protocole de Procréation Médicalement Assistée. Au début, Anaïs était timide, elle se contentait de me présenter sa cuisse pour que je la pique. Ensuite, au fil du temps, elle a commencé à me raconter son parcours, la découverte de sa stérilité, les aléas dans son couple, la difficulté à tenir bon malgré les échecs. Je lui ai appris à faire ses injections, mais j'ai surtout pris le temps de l'écouter, sans la juger. Une fois ma patiente autonome pour ses injections, je ne suis plus intervenue chez ce couple, mais j'ai recroisé Anaïs en ville quelques temps après, poussant une poussette… Je n'ai pas pu m'empêcher de pleurer, j'ai dû me garer tellement l'émotion m'a submergée : ils avaient tellement souffert (surtout elle !) pour en arriver là. Je ne l'ai jamais oubliée. »

Pénélope

Août

	L	M	M	J	V	S	D
s.31				1	2	3	4
s.32	5	6	7	8	9	10	11
s.33	12	13	14	15	16	17	18
s.34	19	20	21	22	23	24	25
s.35	26	27	28	29	30	31	

VENDREDI 2 AOÛT — St Julien Eymard

6h

7h

8h

9h

10h

11h

12h

13h

14h

15h

16h

17h

18h

19h

20h

21h

KM PARCOURUS

SAMEDI 3 AOÛT — Ste Lydie

6h

7h

8h

9h

10h

11h

12h

13h

14h

15h

16h

17h

18h

19h

20h

21h

KM PARCOURUS

Notes

NOUVELLE LUNE

DIMANCHE 4 AOÛT

St Jean-M. Vianney

6h	14h
7h	15h
8h	16h
9h	17h
10h	18h
11h	19h
12h	20h
13h	21h

KM PARCOURUS

Notes

La formation continue est un droit

Pour actualiser et perfectionner ses compétences, il faut passer par la case formation. D'ailleurs, dans le code de déontologie il y a un article dédié qui rappel à l'infirmier ses obligations professionnelles en matière de développement professionnel continu (R4312-46).
Une fois le thème et les dates choisis, il n'y a plus qu'à boucler le planning, trouver son/sa remplaçant(e), réserver la cantine et la nounou, un jeu d'enfant, n'est-ce pas ?

Trois types de financements sont possibles :

1. Le développement professionnel continu (DPC)

Il s'agit d'une obligation individuelle et triennale (2023-2025) et au moins trois actions définies par le DPC doivent être validées sur cette période (formation continue, évaluation des pratiques professionnelles, gestion des risques).
Les modalités de prise en charge (éligibilité, financière) et les actions sont consultables sur le site www.agencedpc.fr

2. Le fonds Interprofessionnel de formation des professions libérales (FIF-PL)

Depuis 2023, le budget alloué a bien baissé. L'enveloppe est de 750€/an dans la limite de 250€/jour.
Vous pouvez retrouver ces formations sur htpps://catalogue-formation.fifpl.fr

3. Le crédit d'Impôt sur la formation des dirigeants d'entreprise

En tant qu'entrepreneur individuel (EI), vous bénéficiez de 40 h de crédit d'impôt par an. Ce crédit est égal au taux du Smic x nombre d'heures x2. Par exemple, une formation de 7 heures permettra d'avoir en crédit d'impôt de 157.78 euros.

Bilan de la semaine 31

KM

CA

LUNDI 5 AOÛT — St Abel

6h

7h

8h

9h

10h

11h

12h

13h

14h

15h

16h

17h

18h

19h

20h

21h

KM PARCOURUS

MARDI 6 AOÛT — Transfiguration

6h

7h

8h

9h

10h

11h

12h

13h

14h

15h

16h

17h

18h

19h

20h

21h

KM PARCOURUS

Notes

MERCREDI 7 AOÛT — St Gaétan

6h

7h

8h

9h

10h

11h

12h

13h

14h

15h

16h

17h

18h

19h

20h

21h

KM PARCOURUS

JEUDI 8 AOÛT — St Dominique

6h

7h

8h

9h

10h

11h

12h

13h

14h

15h

16h

17h

18h

19h

20h

21h

KM PARCOURUS

Notes

VENDREDI 9 AOÛT
St Amour

6h
7h
8h
9h
10h
11h
12h
13h
14h
15h
16h
17h
18h
19h
20h
21h

KM PARCOURUS

SAMEDI 10 AOÛT
St Laurent

6h
7h
8h
9h
10h
11h
12h
13h
14h
15h
16h
17h
18h
19h
20h
21h

KM PARCOURUS

Notes

DIMANCHE 11 AOÛT

Ste Claire

6h

7h

8h

9h

10h

11h

12h

13h

14h

15h

16h

17h

18h

19h

20h

21h

KM PARCOURUS

Notes

Mes souvenirs de vacances à garder
(pour affronter la reprise !)

Bilan de la semaine 32

KM

CA

To do list

- [ ]
- [ ]
- [ ]

Semaine 33

LUNDI 12 AOÛT — Ste Jeanne F.C.

6h

7h

8h

9h

10h

11h

12h

13h

14h

15h

16h

17h

18h

19h

20h

21h

KM PARCOURUS

MARDI 13 AOÛT — St Hippolyte

6h

7h

8h

9h

10h

11h

12h

13h

14h

15h

16h

17h

18h

19h

20h

21h

KM PARCOURUS

POINTER LES PRESCRIPTIONS À RENOUVELER EN SEPTEMBRE

Notes

MERCREDI 14 AOÛT — St Evrad

6h

7h

8h

9h

10h

11h

12h

13h

14h

15h

16h

17h

18h

19h

20h

21h

KM PARCOURUS

JEUDI 15 AOÛT — ASSOMPTION

FÉRIÉ

6h

7h

8h

9h

10h

11h

12h

13h

14h

15h

16h

17h

18h

19h

20h

21h

KM PARCOURUS

Notes

Ne pas oublier
FAIRE MES TÉLÉTRANSMISSIONS

VENDREDI 16 AOÛT — Ste Armel

6h
7h
8h
9h
10h
11h
12h
13h
14h
15h
16h
17h
18h
19h
20h
21h

KM PARCOURUS

SAMEDI 17 AOÛT — Ste Hyacinthe

6h
7h
8h
9h
10h
11h
12h
13h
14h
15h
16h
17h
18h
19h
20h
21h

KM PARCOURUS

Notes

DIMANCHE 18 AOÛT — Ste Hélène

6h

7h

8h

9h

10h

11h

12h

13h

14h

15h

16h

17h

18h

19h

20h

21h

KM PARCOURUS

Notes

Si vous accompagnez un couple en parcours de PMA

« Les protocoles de FIV mobilisent une très grande énergie chez les couples qui sont dans la phase de stimulation, car ils sont sollicités de tout bord : le matin par les examens, le midi par l'appel du centre donnant la suite du traitement, le soir par les injections… Ils sont assez stressés et le passage de l'infirmier peut être aussi une source d'anxiété, car il faut respecter les horaires – particulièrement pour la fameuse injection d'Ovitrelle®. La ponction aura réellement lieu 36 heures après. Si l'injection est faite trop tôt, l'ovulation peut déjà avoir eu lieu et les ovocytes seront perdus. Si l'injection est faite trop tard, l'ovulation n'a pas encore eu lieu et les ovocytes ne seront pas alors en mesure de donner des embryons. Il y a un véritable enjeu horaire avec les injections. En avoir conscience et bien assurer au couple que vous en avez conscience lui permettra de concentrer son énergie sur le reste. »*

* *PMA, informer, accompagner et orienter*, M. Alexandre, M. Barbeault, R. de Vaumas, K. Poitevin, Editions Vuibert, 2023.

Bilan de la semaine 33

KM

CA

To do list

- [ ]
- [ ]
- [ ]

PLEINE LUNE

LUNDI 19 AOÛT St Jean-Eudes

6h

7h

8h

9h

10h

11h

12h

13h

14h

15h

16h

17h

18h

19h

20h

21h

KM PARCOURUS

MARDI 20 AOÛT St Bernard

6h

7h

8h

9h

10h

11h

12h

13h

14h

15h

16h

17h

18h

19h

20h

21h

KM PARCOURUS

Notes

MERCREDI 21 AOÛT St Christophe

6h

7h

8h

9h

10h

11h

12h

13h

14h

15h

16h

17h

18h

19h

20h

21h

KM PARCOURUS

JEUDI 22 AOÛT St Fabrice

6h

7h

8h

9h

10h

11h

12h

13h

14h

15h

16h

17h

18h

19h

20h

21h

KM PARCOURUS

Notes

VENDREDI 23 AOÛT — Ste Rose de Lima

6h
7h
8h
9h
10h
11h
12h
13h
14h
15h
16h
17h
18h
19h
20h
21h

KM PARCOURUS

SAMEDI 24 AOÛT — St Barthélémy

6h
7h
8h
9h
10h
11h
12h
13h
14h
15h
16h
17h
18h
19h
20h
21h

KM PARCOURUS

Notes

DIMANCHE 25 AOÛT

St Louis

6h

7h

8h

9h

10h

11h

12h

13h

14h

15h

16h

17h

18h

19h

20h

21h

KM PARCOURUS

Notes

Factures / retours
Noémie à récupérer

- [ ]
- [ ]
- [ ]
- [ ]
- [ ]
- [ ]
- [ ]
- [ ]
- [ ]
- [ ]
- [ ]
- [ ]
- [ ]

Bilan de la semaine 34

KM

CA

To do list

- [ ]
- [ ]
- [ ]

LUNDI 26 AOÛT — Ste Natacha

6h

7h

8h

9h

10h

11h

12h

13h

14h

15h

16h

17h

18h

19h

20h

21h

KM PARCOURUS

MARDI 27 AOÛT — Ste Monique

6h

7h

8h

9h

10h

11h

12h

13h

14h

15h

16h

17h

18h

19h

20h

21h

KM PARCOURUS

Notes

MERCREDI 28 AOÛT — St Augustin

6h

7h

8h

9h

10h

11h

12h

13h

14h

15h

16h

17h

18h

19h

20h

21h

KM PARCOURUS

JEUDI 29 AOÛT — Ste Sabine

6h

7h

8h

9h

10h

11h

12h

13h

14h

15h

16h

17h

18h

19h

20h

21h

KM PARCOURUS

Notes

Ne pas oublier

FAIRE MES TÉLÉTRANSMISSIONS

VENDREDI 30 AOÛT
St Fiacre

6h
7h
8h
9h
10h
11h
12h
13h
14h
15h
16h
17h
18h
19h
20h
21h

KM PARCOURUS

SAMEDI 31 AOÛT
St Aristide

6h
7h
8h
9h
10h
11h
12h
13h
14h
15h
16h
17h
18h
19h
20h
21h

KM PARCOURUS

Bilan du mois d'août

	S31	S32	S33	S34	S35
KM					
CA					

DIMANCHE 1ER SEPTEMBRE — St Gilles

6h

7h

8h

9h

10h

11h

12h

13h

14h

15h

16h

17h

18h

19h

20h

21h

KM PARCOURUS

Notes

Mes objectifs de la rentrée

- ☐
- ☐
- ☐
- ☐
- ☐
- ☐
- ☐
- ☐
- ☐
- ☐
- ☐
- ☐
- ☐

Bilan de la semaine 35

KM

CA

To do list

- ☐
- ☐
- ☐

CHRISTINE ET SIMÉON

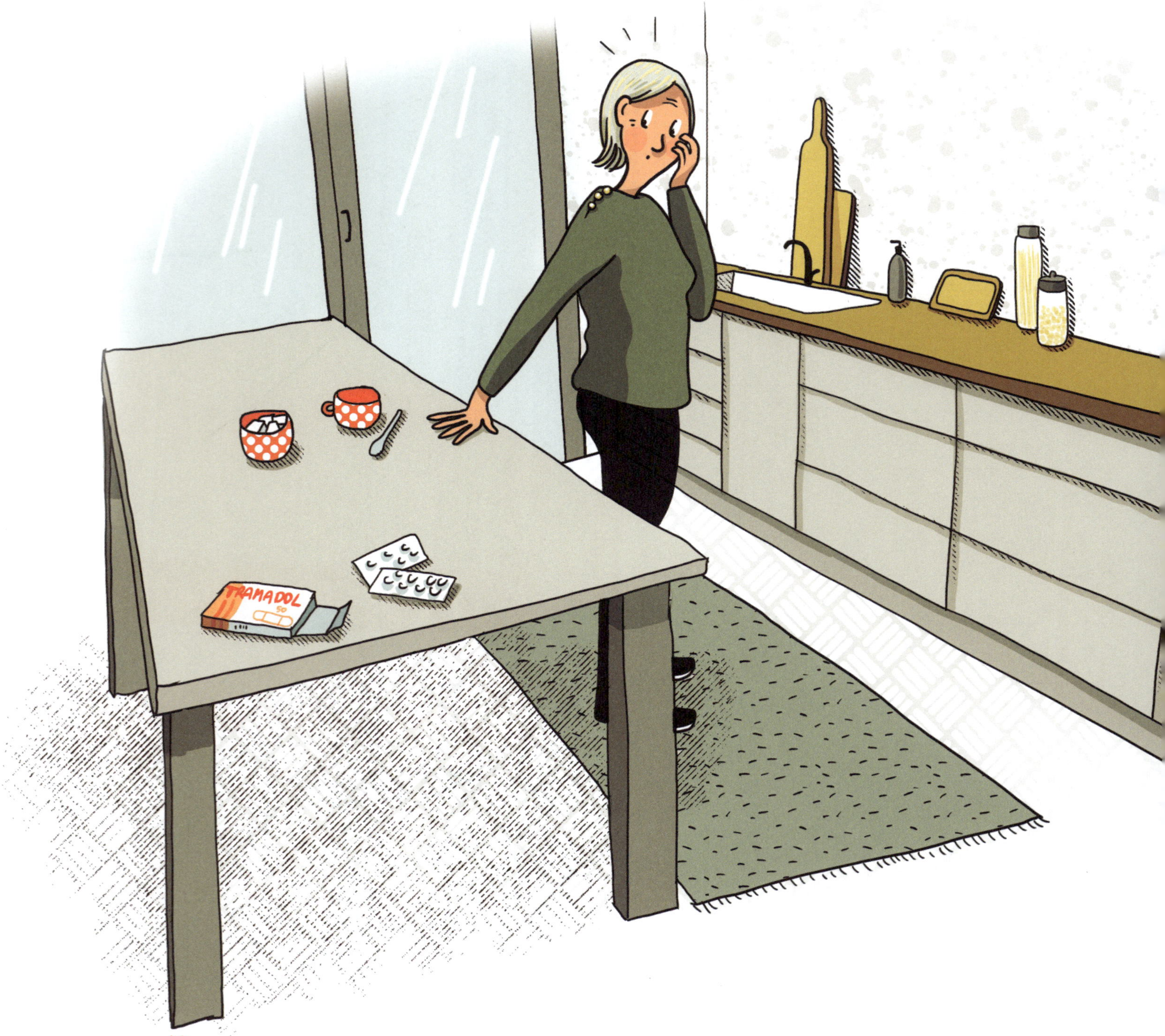

Ai-je bien fait ?

« Il y a un patient qui m'a marqué, oui, nous buvions le café tous les jours ensemble. Il sortait de chirurgie ambulatoire pour arthroscopie et il avait d'affreuses douleurs, avec des pansements à faire tous les jours. Sorti de l'hôpital un vendredi après-midi, le chirurgien était impossible à contacter, son médecin traitant idem. Il a pris une ancienne boîte de Tramadol® qu'il avait encore chez lui sans me le dire et il a commencé à prendre un comprimé, matin et soir. Puis une nuit, la douleur devenant insupportable, il a avalé le contenu de la deuxième boîte qui était pleine. Le lendemain matin, comme il ne répondait pas à la porte, un voisin qui avait les clés m'a ouvert et je l'ai trouvé décédé dans son lit.
Ce fut une grosse remise en question pour moi : « aurais-je dû l'envoyer aux urgences ? ». Ma tasse et ma cuillère étaient préparées sur la table pour le café de ce jour-là. Cela me hante encore aujourd'hui… »

Christine

Septembre

	L	M	M	J	V	S	D
s.35							1
s.36	2	3	4	5	6	7	8
s.37	9	10	11	12	13	14	15
s.38	16	17	18	19	20	21	22
s.39	23	24	25	26	27	28	29
s.40	30						

Faire un point avec mon banquier sur mes comptes, mes crédits…

LUNDI 2 SEPTEMBRE — Ste Ingrid

6h
7h
8h
9h
10h
11h
12h
13h
14h
15h
16h
17h
18h
19h
20h
21h

KM PARCOURUS

MARDI 3 SEPTEMBRE — St Grégoire

NOUVELLE LUNE

6h
7h
8h
9h
10h
11h
12h
13h
14h
15h
16h
17h
18h
19h
20h
21h

KM PARCOURUS

Notes

MERCREDI 4 SEPTEMBRE

Ste Rosalie

6h

7h

8h

9h

10h

11h

12h

13h

14h

15h

16h

17h

18h

19h

20h

21h

KM PARCOURUS

JEUDI 5 SEPTEMBRE

Ste Raïssa

6h

7h

8h

9h

10h

11h

12h

13h

14h

15h

16h

17h

18h

19h

20h

21h

KM PARCOURUS

Notes

VENDREDI 6 SEPTEMBRE — St Bertrand

6h
7h
8h
9h
10h
11h
12h
13h
14h
15h
16h
17h
18h
19h
20h
21h

KM PARCOURUS

SAMEDI 7 SEPTEMBRE — Ste Reine

6h
7h
8h
9h
10h
11h
12h
13h
14h
15h
16h
17h
18h
19h
20h
21h

KM PARCOURUS

Notes

6h

7h

8h

9h

10h

11h

12h

13h

14h

15h

16h

17h

18h

19h

20h

21h

KM PARCOURUS

Notes

Directives anticipées : de quoi s'agit-il ?

Il n'est jamais facile d'aborder la question des directives anticipées, que ce soit à titre personnel ou avec les patients.

Aborder un hypothétique accident très grave ou la mort peut être angoissant et déstabilisant.

Et pourtant, cela peut permettre de réfléchir, d'anticiper et d'exprimer des volontés si un jour communiquer n'est plus possible.

Ces directives peuvent porter sur les décisions médicales à prendre en fin vie mais également les souhaits en cas d'accident, de séquelles ou handicap sévère, d'hémorragie massive, d'état de coma prolongé…

Cela peut être également le moment de choisir une personne de confiance.

Cette dernière pourra exprimer à l'oral auprès des professionnels de santé, les directives et souhaits de la personne, si cela n'a pas été mis par écrit, ou leur remettre le document rédigé.

Ces directives écrites peuvent être jointes à un dossier médical ou dans l'espace personnel de santé, conservées sur le patient, confiées à la personne de confiance ou à des proches.

Les professionnels de santé respecteront ainsi les volontés exprimées, conformément à la législation en vigueur.

Modèle de lettre pour désigner une personne de confiance : https://www.service-public.fr/particuliers/vosdroits/R40462

Modèle de directives anticipées (élaboration, modification, annulation) : https://www.service-public.fr/particuliers/vosdroits/R44952

Bilan de la semaine 36

KM

CA

LUNDI 9 SEPTEMBRE — St Alain

6h

7h

8h

9h

10h

11h

12h

13h

14h

15h

16h

17h

18h

19h

20h

21h

KM PARCOURUS

MARDI 10 SEPTEMBRE — Ste Inès

6h

7h

8h

9h

10h

11h

12h

13h

14h

15h

16h

17h

18h

19h

20h

21h

KM PARCOURUS

Notes

MERCREDI 11 SEPTEMBRE — St Adelphe

6h
7h
8h
9h
10h
11h
12h
13h
14h
15h
16h
17h
18h
19h
20h
21h

KM PARCOURUS

JEUDI 12 SEPTEMBRE — St Apollinaire

6h
7h
8h
9h
10h
11h
12h
13h
14h
15h
16h
17h
18h
19h
20h
21h

KM PARCOURUS

Notes

Ne pas oublier
FAIRE MES
TÉLÉTRANSMISSIONS

VENDREDI 13 SEPTEMBRE — St Aimé

6h

7h

8h

9h

10h

11h

12h

13h

14h

15h

16h

17h

18h

19h

20h

21h

KM PARCOURUS

SAMEDI 14 SEPTEMBRE — Croix Glorieuse

6h

7h

8h

9h

10h

11h

12h

13h

14h

15h

16h

17h

18h

19h

20h

21h

KM PARCOURUS

POINTER LES PRESCRIPTIONS À RENOUVELER EN OCTOBRE

Notes

DIMANCHE 15 SEPTEMBRE — St Roland

6h

7h

8h

9h

10h

11h

12h

13h

14h

15h

16h

17h

18h

19h

20h

21h

KM PARCOURUS

Notes

Mon espace santé

Nouvel outil numérique de l'Assurance maladie et du ministère de la santé, il a pour objectif de devenir le carnet de santé numérique pour tous.
Pour ceux et celles qui avaient ouvert le Dossier Médical Partagé (DMP) il est automatiquement intégré.
Pour activer son espace personnel rien de compliqué, il suffit d'avoir une carte vitale et de se connecter à https://www.monespacesante.fr/ , puis de suivre les instructions (une démarche administrative toute simple, ça existe parfois !) ; il y a également une plateforme dédiée pour les personnes sourdes et malentendantes et une possibilité de se faire accompagner par téléphone.

Trois fonctionnalités sont accessibles dans cet espace santé : le dossier médical, le profil médical (directives anticipées, allergies...) et la messagerie santé (ex : documents, messages...).
C'est le patient qui décide via une grille d'autorisation de qui peut accéder à son dossier tout en limitant certains accès.
Le patient comme les professionnels autorisés peuvent ainsi alimenter ces espaces et consulter les documents enregistrés (consulter ou ajouter une vaccination, y déposer des comptes rendus...)

Pour les professionnels, l'accès au dossier médical du patient se fait par https://www.dmp.fr/ et la carte CPS ou e-CPS.
Pour échanger avec un patient, une messagerie sécurisée MSSanté et votre CPS ou e-CPS seront nécessaires. Les adresses mails patients sont toutes construites de la même façon : matricule INS du patient + @patient.mssante.fr (Identité Nationale de Santé : numéro de sécu + clé).
Pas de panique, le patient ne pourra que répondre à vos messages et pas vous en envoyer !

Bilan de la semaine 37

KM

CA

LUNDI 16 SEPTEMBRE — Ste Édith

6h
7h
8h
9h
10h
11h
12h
13h
14h
15h
16h
17h
18h
19h
20h
21h

KM PARCOURUS

MARDI 17 SEPTEMBRE — St Renaud

6h
7h
8h
9h
10h
11h
12h
13h
14h
15h
16h
17h
18h
19h
20h
21h

KM PARCOURUS

Notes

PLEINE LUNE

MERCREDI 18 SEPTEMBRE
Ste Nadège

6h
7h
8h
9h
10h
11h
12h
13h
14h
15h
16h
17h
18h
19h
20h
21h

KM PARCOURUS

JEUDI 19 SEPTEMBRE
Ste Émilie

6h
7h
8h
9h
10h
11h
12h
13h
14h
15h
16h
17h
18h
19h
20h
21h

KM PARCOURUS

Notes

VENDREDI 20 SEPTEMBRE St Davy

6h

7h

8h

9h

10h

11h

12h

13h

14h

15h

16h

17h

18h

19h

20h

21h

KM PARCOURUS

SAMEDI 21 SEPTEMBRE St Matthieu

6h

7h

8h

9h

10h

11h

12h

13h

14h

15h

16h

17h

18h

19h

20h

21h

KM PARCOURUS

Notes

DIMANCHE 22 SEPTEMBRE — AUTOMNE

6h
7h
8h
9h
10h
11h
12h
13h
14h
15h
16h
17h
18h
19h
20h
21h

KM PARCOURUS

Notes

Ne pas oublier /penser à :

☐
☐
☐
☐
☐
☐
☐
☐
☐
☐
☐
☐
☐

Bilan de la semaine 38

KM

CA

To do list

☐
☐
☐

LUNDI 23 SEPTEMBRE St Constant

6h

7h

8h

9h

10h

11h

12h

13h

14h

15h

16h

17h

18h

19h

20h

21h

KM PARCOURUS

MARDI 24 SEPTEMBRE St Thècle

6h

7h

8h

9h

10h

11h

12h

13h

14h

15h

16h

17h

18h

19h

20h

21h

KM PARCOURUS

Notes

MERCREDI 25 SEPTEMBRE
St Hermann

6h

7h

8h

9h

10h

11h

12h

13h

14h

15h

16h

17h

18h

19h

20h

21h

KM PARCOURUS

JEUDI 26 SEPTEMBRE
St Côme, St Damien

6h

7h

8h

9h

10h

11h

12h

13h

14h

15h

16h

17h

18h

19h

20h

21h

KM PARCOURUS

Notes

Semaine 39

VENDREDI 27 SEPTEMBRE St Vinc. de Paul

6h
7h
8h
9h
10h
11h
12h
13h
14h
15h
16h
17h
18h
19h
20h
21h

KM PARCOURUS

SAMEDI 28 SEPTEMBRE St Venceslas

6h
7h
8h
9h
10h
11h
12h
13h
14h
15h
16h
17h
18h
19h
20h
21h

KM PARCOURUS

Notes

DIMANCHE 29 SEPTEMBRE St Michel

6h	14h
7h	15h
8h	16h
9h	17h
10h	18h
11h	19h
12h	20h
13h	21h

KM PARCOURUS

Notes

Factures / retours
Noémie à récupérer

- [ ]
- [ ]
- [ ]
- [ ]
- [ ]
- [ ]
- [ ]
- [ ]
- [ ]
- [ ]
- [ ]
- [ ]
- [ ]

Bilan de la semaine 39

KM

CA

To do list

- [ ]
- [ ]
- [ ]

LUNDI 30 SEPTEMBRE — St Jérôme

6h

7h

8h

9h

10h

11h

12h

13h

14h

15h

16h

17h

18h

19h

20h

21h

KM PARCOURUS

MARDI 1ER OCTOBRE — Ste Thé. de l'E. Jésus

6h

7h

8h

9h

10h

11h

12h

13h

14h

15h

16h

17h

18h

19h

20h

21h

KM PARCOURUS

Bilan du mois de septembre

	S36	S37	S38	S39
KM				
CA				

MERCREDI 2 OCTOBRE

NOUVELLE LUNE

St Léger

6h

7h

8h

9h

10h

11h

12h

13h

14h

15h

16h

17h

18h

19h

20h

21h

KM PARCOURUS

JEUDI 3 OCTOBRE

St Gérard

6h

7h

8h

9h

10h

11h

12h

13h

14h

15h

16h

17h

18h

19h

20h

21h

KM PARCOURUS

Notes

Ne pas oublier

FAIRE MES TÉLÉTRANSMISSIONS

★ ★ ★

ADELINE & VICTOR

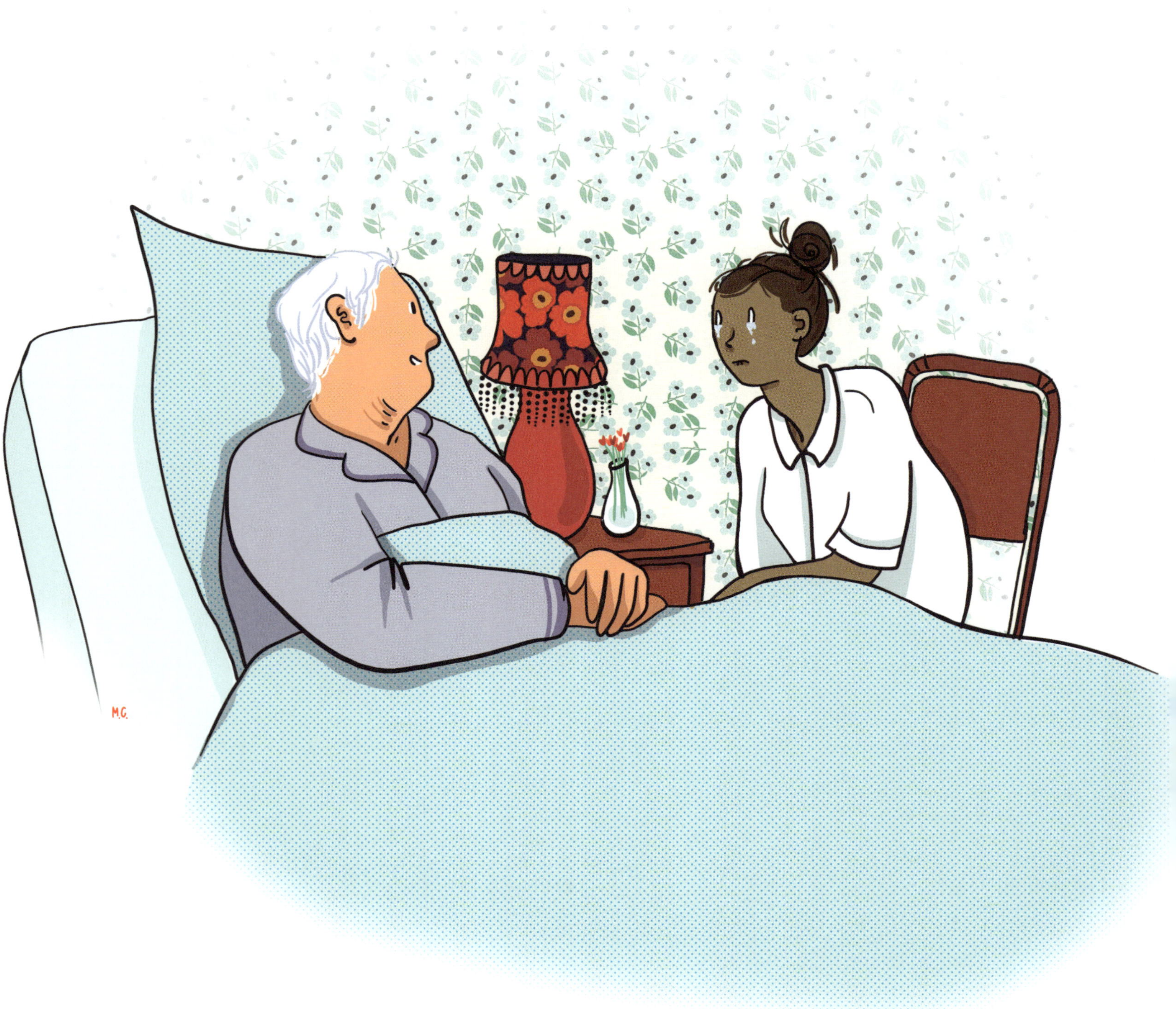

Nous restons des humains

«Cette rencontre m'a particulièrement touchée depuis mes débuts dans le libéral il y a bientôt 7 ans.

C'était la première fois que je prenais en soin un patient en fin de vie, suivi par l'Hospitalisation à domicile. Au fur et à mesure de nos rencontres, cet homme m'a raconté l'histoire de sa maladie, la façon dont l'annonce du cancer lui a été faite, la réaction des membres de sa famille lors de l'arrêt des soins curatifs. Puis il m'a parlé de sa longue attente de la mort…

Pendant son dernier récit, les larmes se sont mises à couler sur mes joues, sans que je puisse les contrôler. J'ai eu honte et je me suis immédiatement excusée de ma réaction ; ce à quoi mon patient m'a répondu de ne jamais m'excuser d'être humaine, car pour la première fois depuis l'annonce de son cancer, il se sentait écouté et enfin compris… À partir de ce jour-là, j'ai toujours travaillé avec mes émotions lors de mes prises en charge, j'en ai fait une force !»

Adeline

Octobre

	L	M	M	J	V	S	D
s.40		1	2	3	4	5	6
s.41	7	8	9	10	11	12	13
s.42	14	15	16	17	18	19	20
s.43	21	22	23	24	25	26	27
s.44	28	29	30	31			

J'ai choisi de m'inscrire

____

____

Semaine 40

VENDREDI 4 OCTOBRE — St Fr. d'Assise

6h

7h

8h

9h

10h

11h

12h

13h

14h

15h

16h

17h

18h

19h

20h

21h

KM PARCOURUS

SAMEDI 5 OCTOBRE — Ste Fleur

6h

7h

8h

9h

10h

11h

12h

13h

14h

15h

16h

17h

18h

19h

20h

21h

KM PARCOURUS

Notes

6h

7h

8h

9h

10h

11h

12h

13h

14h

15h

16h

17h

18h

19h

20h

21h

KM PARCOURUS

Notes

Le burn-out du soignant

Le syndrome d'épuisement professionnel, ou burn-out, se traduit par un épuisement physique, émotionnel et mental.

Les professionnels de santé sont (malheureusement) particulièrement à risque en raison des multiples causes possibles : charge et (dés-)organisation de travail, confrontation à la souffrance et la mort, violences…

Les principales manifestations sont d'ordres émotionnel (anxiété, tristesse, irritabilité, hypersensibilité…), cognitif (troubles de la mémoire, de l'attention, de la concentration…), comportemental (agressivité, diminution de l'empathie, isolement, ressentiment…) ou motivationnel (dévalorisation, baisse de motivation et de moral, désengagement…). Des troubles physiques peuvent aussi être présents (troubles du sommeil, asthénie, problèmes gastro-intestinaux…). L'installation de ces signes est très souvent progressive, il faut donc savoir les repérer dès leur première manifestation.
La grille de Malash (Malash Burnout Inventory- MBI) permet d'obtenir un score d'épuisement professionnel au travers de trois dimensions : épuisement professionnel, accomplissement personnel, dépersonnalisation/perte d'empathie.

Pour vous aider si vous souffrez ou pensez souffrir d'épuisement professionnel, voici quelques numéros de téléphone utiles :

- l'Ordre Infirmier a mis en place « Solidarité Ordinale Infirmière » pour aider les professionnels de santé en souffrance. Cette plateforme téléphonique est ouverte 24/24h et 7/7j au 0 800 800 854 ;

- des associations, telles que Happy Aide (06 42 00 26 96) ou https://asso-france-burnout.fr/ peuvent vous écouter, vous soutenir et vous orienter.

Bilan de la semaine 40

KM

CA

LUNDI 7 OCTOBRE — St Serge

6h

7h

8h

9h

10h

11h

12h

13h

14h

15h

16h

17h

18h

19h

20h

21h

KM PARCOURUS

MARDI 8 OCTOBRE — Ste Pélagie

6h

7h

8h

9h

10h

11h

12h

13h

14h

15h

16h

17h

18h

19h

20h

21h

KM PARCOURUS

Notes

MERCREDI 9 OCTOBRE

St Denis

6h

7h

8h

9h

10h

11h

12h

13h

14h

15h

16h

17h

18h

19h

20h

21h

KM PARCOURUS

JEUDI 10 OCTOBRE

St Ghislain

6h

7h

8h

9h

10h

11h

12h

13h

14h

15h

16h

17h

18h

19h

20h

21h

KM PARCOURUS

Notes

VENDREDI 11 OCTOBRE St Firmin

6h

7h

8h

9h

10h

11h

12h

13h

14h

15h

16h

17h

18h

19h

20h

21h

KM PARCOURUS

SAMEDI 12 OCTOBRE St Wilfried

6h

7h

8h

9h

10h

11h

12h

13h

14h

15h

16h

17h

18h

19h

20h

21h

KM PARCOURUS

Notes

DIMANCHE 13 OCTOBRE St Géraud

6h

7h

8h

9h

10h

11h

12h

13h

14h

15h

16h

17h

18h

19h

20h

21h

KM PARCOURUS

Notes

Mes anecdotes de patients à garder (pour l'agenda 2025 ?)

Bilan de la semaine 41

KM

CA

To do list

- [ ]
- [ ]
- [ ]

LUNDI 14 OCTOBRE — St Juste

6h
7h
8h
9h
10h
11h
12h
13h
14h
15h
16h
17h
18h
19h
20h
21h

KM PARCOURUS

MARDI 15 OCTOBRE — Ste Thérèse d'Avila

6h
7h
8h
9h
10h
11h
12h
13h
14h
15h
16h
17h
18h
19h
20h
21h

KM PARCOURUS

POINTER LES PRESCRIPTIONS À RENOUVELER EN NOVEMBRE

Notes

MERCREDI 16 OCTOBRE
Ste Edwige

6h

7h

8h

9h

10h

11h

12h

13h

14h

15h

16h

17h

18h

19h

20h

21h

KM PARCOURUS

JEUDI 17 OCTOBRE
PLEINE LUNE

St Baudoin

6h

7h

8h

9h

10h

11h

12h

13h

14h

15h

16h

17h

18h

19h

20h

21h

KM PARCOURUS

Journée nationale des aidants

Notes

Ne pas oublier
FAIRE MES TÉLÉTRANSMISSIONS

VENDREDI 18 OCTOBRE — St Luc

6h

7h

8h

9h

10h

11h

12h

13h

14h

15h

16h

17h

18h

19h

20h

21h

KM PARCOURUS

SAMEDI 19 OCTOBRE — St René

6h

7h

8h

9h

10h

11h

12h

13h

14h

15h

16h

17h

18h

19h

20h

21h

KM PARCOURUS

Notes

DIMANCHE 20 OCTOBRE
Ste Adeline

6h
7h
8h
9h
10h
11h
12h
13h
14h
15h
16h
17h
18h
19h
20h
21h

KM PARCOURUS

Notes

Idées pour "pimper" mes tournées
version Halloween

Bilan de la semaine 42

KM

CA

To do list

- [ ]
- [ ]
- [ ]

Semaine 43

LUNDI 21 OCTOBRE — Ste Céline

6h
7h
8h
9h
10h
11h
12h
13h
14h
15h
16h
17h
18h
19h
20h
21h

KM PARCOURUS

MARDI 22 OCTOBRE — Ste Élodie

6h
7h
8h
9h
10h
11h
12h
13h
14h
15h
16h
17h
18h
19h
20h
21h

KM PARCOURUS

Notes

MERCREDI 23 OCTOBRE
St Jean de Capistran

6h

7h

8h

9h

10h

11h

12h

13h

14h

15h

16h

17h

18h

19h

20h

21h

KM PARCOURUS

JEUDI 24 OCTOBRE
St Florentin

6h

7h

8h

9h

10h

11h

12h

13h

14h

15h

16h

17h

18h

19h

20h

21h

KM PARCOURUS

Notes

Semaine 43

VENDREDI 25 OCTOBRE St Crépin

6h

7h

8h

9h

10h

11h

12h

13h

14h

15h

16h

17h

18h

19h

20h

21h

KM PARCOURUS

SAMEDI 26 OCTOBRE St Dimitri

6h

7h

8h

9h

10h

11h

12h

13h

14h

15h

16h

17h

18h

19h

20h

21h

KM PARCOURUS

Notes

DIMANCHE 27 OCTOBRE – 1h Ste Émeline

Changement d'heure !

6h

7h

8h

9h

10h

11h

12h

13h

14h

15h

16h

17h

18h

19h

20h

21h

KM PARCOURUS

Notes

Factures / retours Noémie à récupérer

- ☐
- ☐
- ☐
- ☐
- ☐
- ☐
- ☐
- ☐
- ☐
- ☐
- ☐
- ☐
- ☐

Bilan de la semaine 43

KM

CA

To do list

- ☐
- ☐
- ☐

LUNDI 28 OCTOBRE St Jude

6h

7h

8h

9h

10h

11h

12h

13h

14h

15h

16h

17h

18h

19h

20h

21h

KM PARCOURUS

MARDI 29 OCTOBRE St Narcisse

6h

7h

8h

9h

10h

11h

12h

13h

14h

15h

16h

17h

18h

19h

20h

21h

KM PARCOURUS

Notes

Ne pas oublier
FAIRE MES TÉLÉTRANSMISSIONS

MERCREDI 30 OCTOBRE St Bienvenue

6h

7h

8h

9h

10h

11h

12h

13h

14h

15h

16h

17h

18h

19h

20h

21h

KM PARCOURUS

JEUDI 31 OCTOBRE St Quentin

6h

7h

8h

9h

10h

11h

12h

13h

14h

15h

16h

17h

18h

19h

20h

21h

KM PARCOURUS

Bilan du mois d'octobre

	S40	S41	S42	S43
KM				
CA				

FATIMA & CHARLES

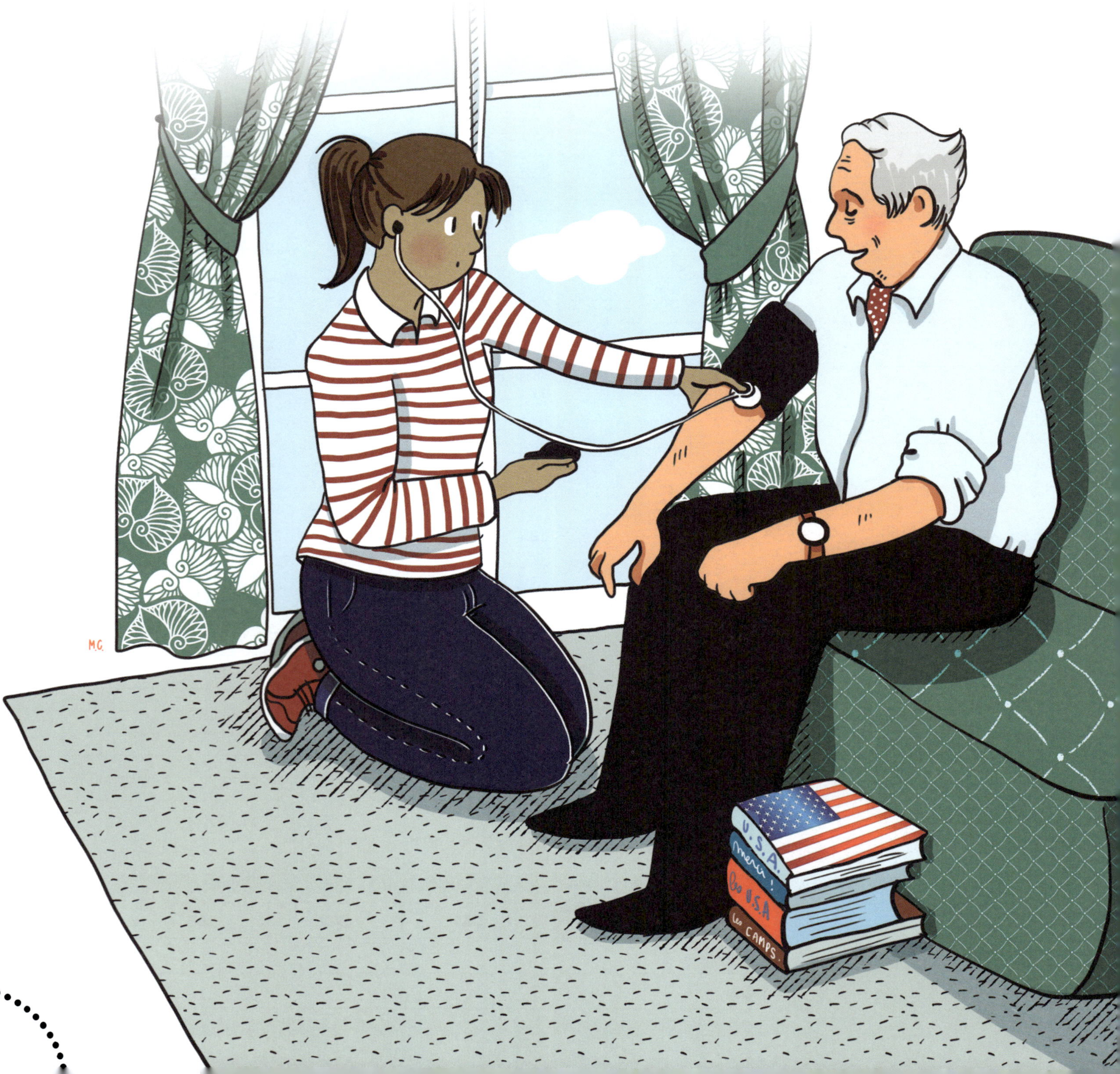

La parole des anciens

«M. Charles était un vieux Monsieur très élégant, toujours bien habillé, avec un foulard en soie et une chemise repassée. Je passais deux fois par semaine lui faire ses soins, on en profitait pour bavarder un peu, il me racontait la guerre (il était presque un enfant) et comment les Américains les avaient sauvés : gare à moi si je les critiquais ! Ce qu'il m'a raconté des camps, où il a été interné pour communisme, m'a fait comprendre à quel point certaines personnes âgées avaient vécu des expériences dont nous les jeunes (j'étais jeune à l'époque !), nous ne pouvions pas avoir la moindre idée. Il a gardé sa tête jusqu'au bout. Quand il est parti, je me suis promis de toujours écouter et respecter la parole des anciens.»

Fatima

Novembre

	L	M	M	J	V	S	D
s.44					**1**	2	3
s.45	4	5	6	7	8	9	10
s.46	**11**	12	13	14	15	16	17
s.47	18	19	20	21	22	23	24
s.48	25	26	27	28	29	30	

Vérifier les stocks de matériels et les renouveler si nécessaire.

VENDREDI 1ER NOVEMBRE

NOUVELLE LUNE

TOUSSAINT

6h

7h

8h

9h

10h

11h

12h

13h

14h

15h

16h

17h

18h

19h

20h

21h

FÉRIÉ

KM PARCOURUS

SAMEDI 2 NOVEMBRE

Défunts

6h

7h

8h

9h

10h

11h

12h

13h

14h

15h

16h

17h

18h

19h

20h

21h

KM PARCOURUS

Notes

DIMANCHE 3 NOVEMBRE St Hubert

6h

7h

8h

9h

10h

11h

12h

13h

14h

15h

16h

17h

18h

19h

20h

21h

KM PARCOURUS

Notes

Vous n'êtes pas seul(e)s !

À domicile, face à des situations complexes, l'infirmier(e) peut rapidement se sentir démuni(e). Vers qui se tourner, s'orienter pour trouver des réponses, un appui, une coordination ?

Les contacts créés petit à petit, les CPTS, les services sociaux des mairies sont de bonnes pistes. Mais connaissez-vous le DAC ? C'est le Dispositif d'Appui à la Coordination.

Il regroupe sur un même territoire différents organismes tels que les Plateformes Territoriales d'Appui (PTA), les MAIA (méthodes d'action pour l'intégration des services d'aide et de soins dans le champ de l'autonomie), les Centres Locaux d'Intégration et de Coordination, les CTA (coordination territoriale d'appui) et les réseaux de santé.

Ces dispositifs peuvent venir en appui, lorsqu'un professionnel de santé rencontre des difficultés face à une situation complexe, quel que soit la pathologie ou l'âge de la personne.

Les axes d'appui de ces DAC sont nombreux : trouver des ressources administratives, médicales, et soignantes ; l'organisation d'un parcours de soin ; un plan d'action personnalisé…
Pour faciliter cette coordination, l'État a créé une carte pour se repérer et savoir vers quel DAC local s'orienter :
https://solidarites-sante.gouv.fr/systeme-de-sante-et-medico-social/structures-de-soins/les-dispositifs-d-appui-a-la-coordination-dac/article/la-cartographie-des-dac

Bilan de la semaine 44

KM

CA

To do list

- [ ]
- [ ]

LUNDI 4 NOVEMBRE — St Charles

6h
7h
8h
9h
10h
11h
12h
13h
14h
15h
16h
17h
18h
19h
20h
21h

KM PARCOURUS

MARDI 5 NOVEMBRE — Ste Sylvie

6h
7h
8h
9h
10h
11h
12h
13h
14h
15h
16h
17h
18h
19h
20h
21h

KM PARCOURUS

Notes

MERCREDI 6 NOVEMBRE — Ste Bertille

6h

7h

8h

9h

10h

11h

12h

13h

14h

15h

16h

17h

18h

19h

20h

21h

KM PARCOURUS

JEUDI 7 NOVEMBRE — Ste Carine

6h

7h

8h

9h

10h

11h

12h

13h

14h

15h

16h

17h

18h

19h

20h

21h

KM PARCOURUS

Notes

VENDREDI 8 NOVEMBRE — St Geoffroy

6h

7h

8h

9h

10h

11h

12h

13h

14h

15h

16h

17h

18h

19h

20h

21h

KM PARCOURUS

SAMEDI 9 NOVEMBRE — St Théodore

6h

7h

8h

9h

10h

11h

12h

13h

14h

15h

16h

17h

18h

19h

20h

21h

KM PARCOURUS

Notes

DIMANCHE 10 NOVEMBRE St Léon

6h

7h

8h

9h

10h

11h

12h

13h

14h

15h

16h

17h

18h

19h

20h

21h

KM PARCOURUS

Notes

Rappels sur la grille AGGIR

La grille AGGIR (Autonomie, Gérontologie, Groupe Iso Ressources) est un outil permettant d'évaluer le degré de dépendance des personnes âgées. Elle est utilisée dans le cadre de l'attribution de l'APA (allocation personnalisée d'autonomie). Seuls les 4 premiers degrés de la grille nationale AGGIR permettent de bénéficier de l'APA.

GIR 1	• Personnes immobilisées au lit ou au fauteuil et dont les facultés physiques et fonctions mentales sont altérées. • Besoin continuel d'aide ou de la présence d'intervenants.
GIR 2	• Personnes immobilisées au lit ou au fauteuil et dont les facultés psychiques sont partiellement altérées, mais qui ont besoin d'aide pour la majorité des actes de la vie quotidienne, ainsi qu'une présence indispensable et continue. • Personnes dont les facultés psychiques sont altérées, qui sont toujours capables de se déplacer, mais ont besoin d'une surveillance constante.
GIR 3	• Personnes qui ont une relativement bonne autonomie mentale, mais seulement une partie de leur autonomie motrice. • Besoin, plusieurs fois par jour, d'une assistance pour leurs soins corporels.
GIR 4	• Personnes incapables d'effectuer seules leurs transferts, mais capables de se déplacer dans leur domicile, une fois levées. • Besoin d'une aide ou d'une stimulation pour la toilette et l'habillage, mais s'alimentent seules en général. • Personnes sans problèmes moteurs, mais qui ont besoin d'une assistance pour les repas, la toilette et l'habillage.
GIR 5	• Personnes qui se déplacent chez elles, s'alimentent et s'habillent seules. • Besoin d'une assistance occasionnelle pour la toilette et les tâches domestiques.
GIR 6	Personnes autonomes.

Bilan de la semaine 45

KM

CA

To do list

☐

LUNDI 11 NOVEMBRE — MORTS POUR LA FRANCE

FÉRIÉ

6h
7h
8h
9h
10h
11h
12h
13h
14h
15h
16h
17h
18h
19h
20h
21h

KM PARCOURUS

MARDI 12 NOVEMBRE — St Christian

6h
7h
8h
9h
10h
11h
12h
13h
14h
15h
16h
17h
18h
19h
20h
21h

KM PARCOURUS

POINTER LES PRESCRIPTIONS À RENOUVELER EN DÉCEMBRE

Notes

MERCREDI 13 NOVEMBRE — St Brice

6h
7h
8h
9h
10h
11h
12h
13h
14h
15h
16h
17h
18h
19h
20h
21h

KM PARCOURUS

JEUDI 14 NOVEMBRE — St Sidoine

6h
7h
8h
9h
10h
11h
12h
13h
14h
15h
16h
17h
18h
19h
20h
21h

KM PARCOURUS

Notes

Ne pas oublier
FAIRE MES TÉLÉTRANSMISSIONS

PLEINE LUNE

VENDREDI 15 NOVEMBRE — St Albert

6h

7h

8h

9h

10h

11h

12h

13h

14h

15h

16h

17h

18h

19h

20h

21h

KM PARCOURUS

SAMEDI 16 NOVEMBRE — Ste Marguerite

6h

7h

8h

9h

10h

11h

12h

13h

14h

15h

16h

17h

18h

19h

20h

21h

KM PARCOURUS

Notes

DIMANCHE 17 NOVEMBRE Ste Élisabeth

6h

7h

8h

9h

10h

11h

12h

13h

14h

15h

16h

17h

18h

19h

20h

21h

KM PARCOURUS

Notes

Les bon·ne·s ami·e·s à appeler pour se changer les idées

- ☐
- ☐
- ☐
- ☐
- ☐
- ☐
- ☐
- ☐
- ☐
- ☐
- ☐
- ☐
- ☐

Bilan de la semaine 46

KM

CA

To do list

- ☐
- ☐
- ☐

LUNDI 18 NOVEMBRE — Ste Aude

6h

7h

8h

9h

10h

11h

12h

13h

14h

15h

16h

17h

18h

19h

20h

21h

KM PARCOURUS

MARDI 19 NOVEMBRE — St Tanguy

6h

7h

8h

9h

10h

11h

12h

13h

14h

15h

16h

17h

18h

19h

20h

21h

KM PARCOURUS

Notes

MERCREDI 20 NOVEMBRE St Edmond

6h

7h

8h

9h

10h

11h

12h

13h

14h

15h

16h

17h

18h

19h

20h

21h

KM PARCOURUS

JEUDI 21 NOVEMBRE Présentation de Marie

6h

7h

8h

9h

10h

11h

12h

13h

14h

15h

16h

17h

18h

19h

20h

21h

KM PARCOURUS

Notes

Semaine 47

VENDREDI 22 NOVEMBRE — Ste Cécile

6h

7h

8h

9h

10h

11h

12h

13h

14h

15h

16h

17h

18h

19h

20h

21h

KM PARCOURUS

SAMEDI 23 NOVEMBRE — St Clément

6h

7h

8h

9h

10h

11h

12h

13h

14h

15h

16h

17h

18h

19h

20h

21h

KM PARCOURUS

Notes

DIMANCHE 24 NOVEMBRE
Ste Flora

6h
7h
8h
9h
10h
11h
12h
13h
14h
15h
16h
17h
18h
19h
20h
21h

KM PARCOURUS

Notes

Factures / retours
Noémie à récupérer

- [ ]
- [ ]
- [ ]
- [ ]
- [ ]
- [ ]
- [ ]
- [ ]
- [ ]
- [ ]
- [ ]
- [ ]
- [ ]

Bilan de la semaine 47

KM
CA

To do list

- [ ]
- [ ]
- [ ]

Semaine 48

LUNDI 25 NOVEMBRE — Ste Catherine

6h

7h

8h

9h

10h

11h

12h

13h

14h

15h

16h

17h

18h

19h

20h

21h

KM PARCOURUS

MARDI 26 NOVEMBRE — Ste Delphine

6h

7h

8h

9h

10h

11h

12h

13h

14h

15h

16h

17h

18h

19h

20h

21h

KM PARCOURUS

Notes

MERCREDI 27 NOVEMBRE
St Sévrin

6h

7h

8h

9h

10h

11h

12h

13h

14h

15h

16h

17h

18h

19h

20h

21h

KM PARCOURUS

JEUDI 28 NOVEMBRE
St Jacq. de la M.

6h

7h

8h

9h

10h

11h

12h

13h

14h

15h

16h

17h

18h

19h

20h

21h

KM PARCOURUS

Notes

Ne pas oublier
FAIRE MES TÉLÉTRANSMISSIONS

VENDREDI 29 NOVEMBRE — St Saturnin

6h

7h

8h

9h

10h

11h

12h

13h

14h

15h

16h

17h

18h

19h

20h

21h

KM PARCOURUS

SAMEDI 30 NOVEMBRE — St André

6h

7h

8h

9h

10h

11h

12h

13h

14h

15h

16h

17h

18h

19h

20h

21h

KM PARCOURUS

Bilan du mois de novembre

	S44	S45	S46	S47	S48
KM					
CA					

6h
7h
8h
9h
10h
11h
12h
13h
14h
15h
16h
17h
18h
19h
20h
21h

KM PARCOURUS

Notes

Rappels sur l'APA

L'APA (allocation personnalisée d'autonomie) est une aide financière visant à renforcer la prise en charge des personnes en perte d'autonomie.

La procédure pour l'obtention est la suivante :

- demande d'APA à faire sur dossier ;
- examen médico-social à l'aide de la grille AGGIR (APA = GIR 1 à 4) ;
- visite au domicile de la personne âgée ;
- plan d'aide à déterminer ;
- évaluation du montant de l'aide dont a besoin le demandeur (procédure d'instruction).

Il n'y a pas de conditions de revenus pour bénéficier de l'APA, mais le montant de la participation financière restant à la charge du bénéficiaire dépend de ses ressources.

Bilan de la semaine 48

KM

CA

To do list

- [ ]
- [ ]
- [ ]
- [ ]
- [ ]
- [ ]

CHRISTOPHE ET GEORGE

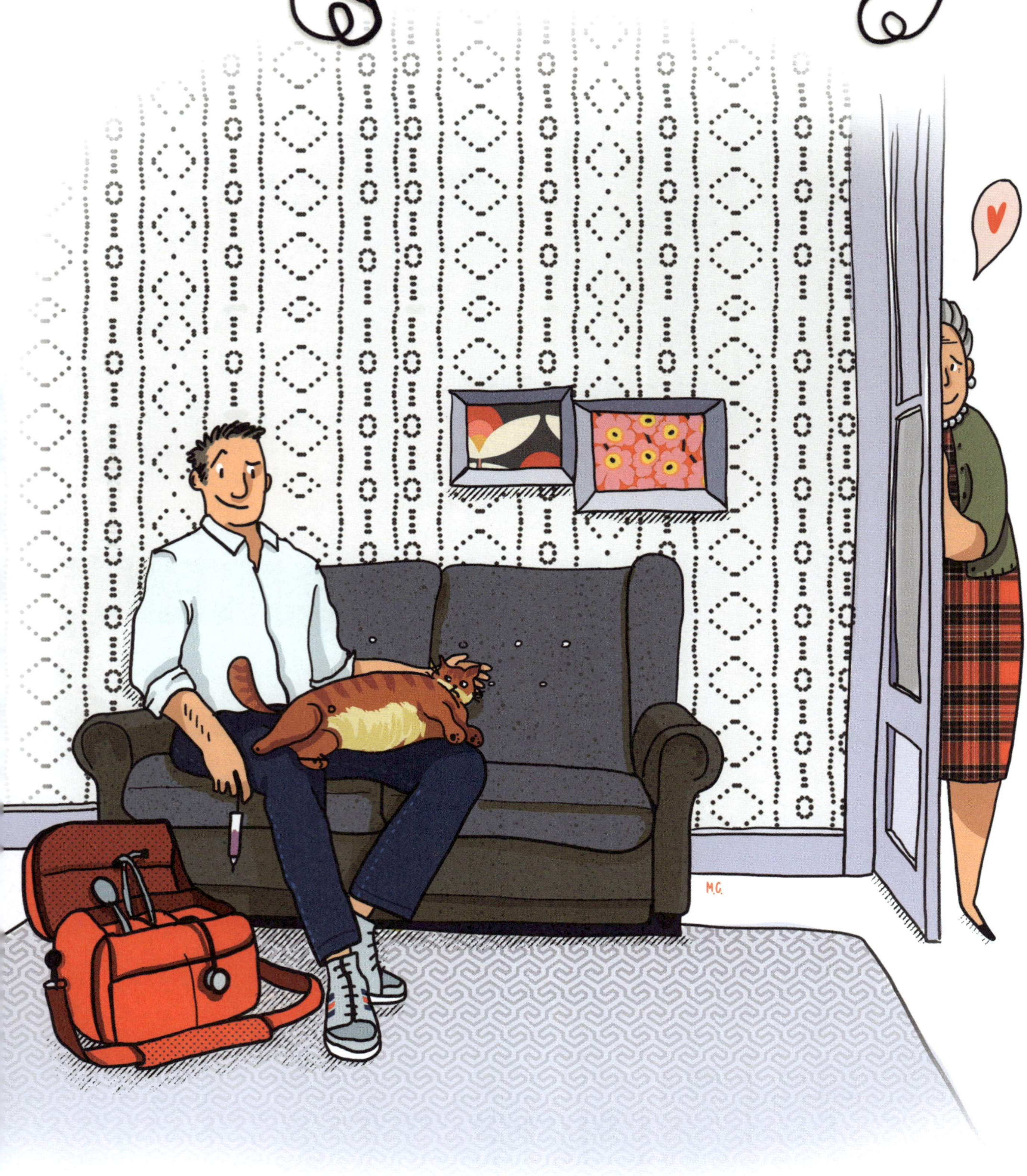

Mon patient diabétique préféré

«Un patient qui compte beaucoup pour moi, c'est Georges, et Georges, c'est un chat roux un peu snob. Obèse, sédentaire, Georges souffre de diabète, et comme tous les diabétiques, il lui faut des injections d'insuline. Alors, oui, je fais ça bénévolement, avant ou après ma tournée, et sa maîtresse est ma voisine. Pourquoi Georges m'a marqué ? Parce le lien qu'il a créé avec son humaine est stupéfiant : il est à la fois son confident, son réveil matin, un membre de sa famille depuis que le mari de ma voisine est décédé il y a 5 ou 6 ans. Tant que je pourrais aider Georges à rester en bonne santé et en vie, je sais que ma voisine tiendra le coup. Après, je ne sais pas ce qu'elle deviendra. Alors même si Georges est snob, dédaigneux et parfois insupportable, je continuerai à aller le voir deux fois par jour !»

Christophe

Décembre

	L	M	M	J	V	S	D
s.48							1
s.49	2	3	4	5	6	7	8
s.50	9	10	11	12	13	14	15
s.51	16	17	18	19	20	21	22
s.52	23	24	25	26	27	28	29
S.01	30	31					

LUNDI 2 DÉCEMBRE — Ste Viviane

6h
7h
8h
9h
10h
11h
12h
13h
14h
15h
16h
17h
18h
19h
20h
21h

KM PARCOURUS

MARDI 3 DÉCEMBRE — St François-Xavier

6h
7h
8h
9h
10h
11h
12h
13h
14h
15h
16h
17h
18h
19h
20h
21h

KM PARCOURUS

Notes

MERCREDI 4 DÉCEMBRE
Ste Barbara

6h

7h

8h

9h

10h

11h

12h

13h

14h

15h

16h

17h

18h

19h

20h

21h

KM PARCOURUS

JEUDI 5 DÉCEMBRE
St Gérald

6h

7h

8h

9h

10h

11h

12h

13h

14h

15h

16h

17h

18h

19h

20h

21h

KM PARCOURUS

Notes

VENDREDI 6 DÉCEMBRE — St Nicolas

6h

7h

8h

9h

10h

11h

12h

13h

14h

15h

16h

17h

18h

19h

20h

21h

KM PARCOURUS

SAMEDI 7 DÉCEMBRE — St Ambroise

6h

7h

8h

9h

10h

11h

12h

13h

14h

15h

16h

17h

18h

19h

20h

21h

KM PARCOURUS

Notes

6h

7h

8h

9h

10h

11h

12h

13h

14h

15h

16h

17h

18h

19h

20h

21h

KM PARCOURUS

Bilan de la semaine 49

KM

CA

Faire face à l'agressivité d'un patient *

L'agressivité, verbale ou physique, à domicile et au cabinet est une crainte pour tout infirmier libéral.

Cette agressivité peut être due à de très nombreux facteurs : psychopathologiques (alcoolisme, toxicomanie, démence…), sociétaux (précarisation, principes religieux ou culturels…), mais également liés au contexte de soin (créneau trop long, désaccord avec les protocoles de soins…).

Elle peut aussi être induite ou exacerbée par le comportement du professionnel : une attitude distante ou indifférente, un retard (ou avance) sur le créneau, un manque d'écoute, l'énervement ou le stress…

Le comportement verbal et non verbal aura un fort impact pour désamorcer ou ne pas aggraver la situation. Voici quelques tips :

- ne pas tourner le dos à l'agresseur ni le fixer dans les yeux, adopter une posture de ¾, les paumes ouvertes montre que vous n'êtes pas une menace ;
- travailler sa respiration pour diminuer son stress, avoir une voix posée voire monocorde, utiliser des questions ouvertes pour comprendre et montrer l'écoute, ne pas interrompre et laisser la personne parler, reformuler pour amener à exprimer le problème ;
- ne pas hésiter à créer un raccourci sur son téléphone portable pour joindre les secours (112), et bien garder son téléphone sur soi.

En cas de violences et d'agression à l'encontre d'un professionnel de santé, il faut savoir que le code pénal prévoit des sanctions aggravées pour l'agresseur (R433-3).

*https://www.ordre-infirmiers.fr/assets/files/000/Fiches%20juridiques/Fiche_Violences-faites-aux-infirmiers.pdf

LUNDI 9 DÉCEMBRE — Imm. Conception

6h
7h
8h
9h
10h
11h
12h
13h
14h
15h
16h
17h
18h
19h
20h
21h

KM PARCOURUS

MARDI 10 DÉCEMBRE — St Romaric

6h
7h
8h
9h
10h
11h
12h
13h
14h
15h
16h
17h
18h
19h
20h
21h

KM PARCOURUS

Notes

MERCREDI 11 DÉCEMBRE — St Daniel

6h

7h

8h

9h

10h

11h

12h

13h

14h

15h

16h

17h

18h

19h

20h

21h

KM PARCOURUS

JEUDI 12 DÉCEMBRE — St Corentin

6h

7h

8h

9h

10h

11h

12h

13h

14h

15h

16h

17h

18h

19h

20h

21h

KM PARCOURUS

Notes

Ne pas oublier
FAIRE MES TÉLÉTRANSMISSIONS

VENDREDI 13 DÉCEMBRE — Ste Lucie

6h
7h
8h
9h
10h
11h
12h
13h
14h
15h
16h
17h
18h
19h
20h
21h

KM PARCOURUS

SAMEDI 14 DÉCEMBRE — Ste Odile

6h
7h
8h
9h
10h
11h
12h
13h
14h
15h
16h
17h
18h
19h
20h
21h

KM PARCOURUS

POINTER LES PRESCRIPTIONS À RENOUVELER DANS LE MOIS

Notes

DIMANCHE 15 DÉCEMBRE

PLEINE LUNE

Ste Ninon

6h

7h

8h

9h

10h

11h

12h

13h

14h

15h

16h

17h

18h

19h

20h

21h

KM PARCOURUS

Notes

Ma whishlist de Noël

- [ ]
- [ ]
- [ ]
- [ ]
- [ ]
- [ ]
- [ ]
- [ ]
- [ ]
- [ ]
- [ ]
- [ ]
- [ ]

Bilan de la semaine 50

KM

CA

To do list

- [ ]
- [ ]
- [ ]

LUNDI 16 DÉCEMBRE Ste Alice

6h
7h
8h
9h
10h
11h
12h
13h
14h
15h
16h
17h
18h
19h
20h
21h

KM PARCOURUS

MARDI 17 DÉCEMBRE St Gaël

6h
7h
8h
9h
10h
11h
12h
13h
14h
15h
16h
17h
18h
19h
20h
21h

KM PARCOURUS

Notes

MERCREDI 18 DÉCEMBRE — St Gatien

6h

7h

8h

9h

10h

11h

12h

13h

14h

15h

16h

17h

18h

19h

20h

21h

KM PARCOURUS

JEUDI 19 DÉCEMBRE — St Urbain

6h

7h

8h

9h

10h

11h

12h

13h

14h

15h

16h

17h

18h

19h

20h

21h

KM PARCOURUS

Notes

VENDREDI 20 DÉCEMBRE — St Théophile

6h

7h

8h

9h

10h

11h

12h

13h

14h

15h

16h

17h

18h

19h

20h

21h

KM PARCOURUS

SAMEDI 21 DÉCEMBRE — HIVER

6h

7h

8h

9h

10h

11h

12h

13h

14h

15h

16h

17h

18h

19h

20h

21h

KM PARCOURUS

Notes

DIMANCHE 22 DÉCEMBRE Ste Françoise-Xavière

6h

7h

8h

9h

10h

11h

12h

13h

14h

15h

16h

17h

18h

19h

20h

21h

KM PARCOURUS

Notes

Mes idées de cadeaux pour mes proches

- [ ]
- [ ]
- [ ]
- [ ]
- [ ]
- [ ]
- [ ]
- [ ]
- [ ]
- [ ]
- [ ]
- [ ]
- [ ]

Bilan de la semaine 51

KM

CA

To do list

- [ ]
- [ ]
- [ ]

LUNDI 23 DÉCEMBRE — St Armand

6h

7h

8h

9h

10h

11h

12h

13h

14h

15h

16h

17h

18h

19h

20h

21h

KM PARCOURUS

MARDI 24 DÉCEMBRE — Ste Adèle

6h

7h

8h

9h

10h

11h

12h

13h

14h

15h

16h

17h

18h

19h

20h

21h

KM PARCOURUS

Notes

MERCREDI 25 DÉCEMBRE — NOËL

FÉRIÉ

6h

7h

8h

9h

10h

11h

12h

13h

14h

15h

16h

17h

18h

19h

20h

21h

KM PARCOURUS

JEUDI 26 DÉCEMBRE — St Étienne

6h

7h

8h

9h

10h

11h

12h

13h

14h

15h

16h

17h

18h

19h

20h

21h

KM PARCOURUS

Notes

Ne pas oublier
FAIRE MES TÉLÉTRANSMISSIONS

VENDREDI 27 DÉCEMBRE — St Jean

6h
7h
8h
9h
10h
11h
12h
13h
14h
15h
16h
17h
18h
19h
20h
21h

KM PARCOURUS

SAMEDI 28 DÉCEMBRE — Sts Innocents

6h
7h
8h
9h
10h
11h
12h
13h
14h
15h
16h
17h
18h
19h
20h
21h

KM PARCOURUS

Notes

DIMANCHE 29 DÉCEMBRE
St David

6h
7h
8h
9h
10h
11h
12h
13h
14h
15h
16h
17h
18h
19h
20h
21h

KM PARCOURUS

Notes

Le bilan de mon année 2024

Les +	Les -

Bilan de la semaine 52

KM

CA

To do list

- [ ]
- [ ]
- [ ]

LUNDI 30 DÉCEMBRE — St Roger

NOUVELLE LUNE

6h
7h
8h
9h
10h
11h
12h
13h
14h
15h
16h
17h
18h
19h
20h
21h

KM PARCOURUS

MARDI 31 DÉCEMBRE — St Sylvestre

6h
7h
8h
9h
10h
11h
12h
13h
14h
15h
16h
17h
18h
19h
20h
21h

KM PARCOURUS

Bilan du mois de décembre

	S49	S50	S51	S52
KM				
CA				

MERCREDI 1ER JANVIER 2025 — JOUR DE L'AN

FÉRIÉ

6h

7h

8h

9h

10h

11h

12h

13h

14h

15h

16h

17h

18h

19h

20h

21h

KM PARCOURUS

JEUDI 2 JANVIER 2025 — St Basile

6h

7h

8h

9h

10h

11h

12h

13h

14h

15h

16h

17h

18h

19h

20h

21h

KM PARCOURUS

Notes

MON ANNÉE 2025 EN UN COUP D'ŒIL

01 JANVIER	02 FÉVRIER	03 MARS	04 AVRIL	05 MAI	06 JUIN
M1 Jour de l'An 01	S 1	S 1	M 1	J 1 Fête du travail	D 1
J 2	D 2	D 2	M 2	V 2	L 2 23
V 3	L 3 06	L 3 10	J 3	S 3	M 3
S 4	M 4	M 4	V 4	D 4	M 4
D 5	M 5	M 5	S 5	L 5 19	J 5
L 6 02	J 6	J 6	D 6	M 6	V 6
M 7	V 7	V 7	L 7 15	M 7	S 7
M 8	S 8	S 8	M 8	J 8 Victoire 1945	D 8 Pentecôte
J 9	D 9	D 9	M 9	V 9	L 9 L. Pentecôte 24
V 10	L 10 07	L 10 11	J 10	S 10	M 10
S 11	M 11	M 11	V 11	D 11	M 11
D 12	M 12	M 12	S 12	L 12 20	J 12
L 13 03	J 13	J 13	D 13	M 13	V 13
M 14	V 14	V 14	L 14 16	M 14	S 14
M 15	S 15	S 15	M 15	J 15	D 15
J 16	D 16	D 16	M 16	V 16	L 16 25
V 17	L 17 08	L 17 12	J 17	S 17	M 17
S 18	M 18	M 18	V 18	D 18	M 18
D 19	M 19	M 19	S 19	L 19 21	J 19
L 20 04	J 20	J 20	D 20 Pâques	M 20	V 20
M 21	V 21	V 21	L 21 L. de Pâques 17	M 21	S 21
M 22	S 22	S 22	M 22	J 22	D 22
J 23	D 23	D 23	M 23	V 23	L 23 26
V 24	L 24 09	L 24 13	J 24	S 24	M 24
S 25	M 25	M 25	V 25	D 25	M 25
D 26	M 26	M 26	S 26	L 26 22	J 26
L 27 05	J 27	J 27	D 27	M 27	V 27
M 28	V 28	V 28	L 28 18	M 28	S 28
M 29		S 29	M 29	J 29 Ascension	D 29
J 30		D 30	M 30	V 30	L 30 27
V 31		L 31 14		S 31	

Jours fériés

Abolition de l'esclavage : Mayotte (27 avril) - Martinique (22 mai) - Guadeloupe (27 mai) - Guyane (10 juin) - Réunion (20 décembre)

07 JUILLET	08 AOÛT	09 SEPTEMBRE	10 OCTOBRE	11 NOVEMBRE	12 DÉCEMBRE
M 1	V 1	L 1 (36)	M 1	S 1 Toussaint	L 1 (49)
M 2	S 2	M 2	J 2	D 2	M 2
J 3	D 3	M 3	V 3	L 3 (45)	M 3
V 4	L 4 (32)	J 4	S 4	M 4	J 4
S 5	M 5	V 5	D 5	M 5	V 5
D 6	M 6	S 6	L 6 (41)	J 6	S 6
L 7 (28)	J 7	D 7	M 7	V 7	D 7
M 8	V 8	L 8 (37)	M 8	S 8	L 8 (50)
M 9	S 9	M 9	J 9	D 9	M 9
J 10	D 10	M 10	V 10	L 10 (46)	M 10
V 11	L 11 (33)	J 11	S 11	M 11 Morts pour la France	J 11
S 12	M 12	V 12	D 12	M 12	V 12
D 13	M 13	S 13	L 13 (42)	J 13	S 13
L 14 Fête nationale (29)	J 14	D 14	M 14	V 14	D 14
M 15	V 15 Assomption	L 15 (38)	M 15	S 15	L 15 (51)
M 16	S 16	M 16	J 16	D 16	M 16
J 17	D 17	M 17	V 17	L 17 (47)	M 17
V 18	L 18 (34)	J 18	S 18	M 18	J 18
S 19	M 19	V 19	D 19	M 19	V 19
D 20	M 20	S 20	L 20 (43)	J 20	S 20
L 21 (30)	J 21	D 21	M 21	V 21	D 21
M 22	V 22	L 22 (39)	M 22	S 22	L 22 (52)
M 23	S 23	M 23	J 23	D 23	M 23
J 24	D 24	M 24	V 24	L 24 (48)	M 24
V 25	L 25 (35)	J 25	S 25	M 25	J 25 Noël
S 26	M 26	V 26	D 26	M 26	V 26
D 27	M 27	S 27	L 27 (44)	J 27	S 27
L 28 (31)	J 28	D 28	M 28	V 28	D 28
M 29	V 29	L 29 (40)	M 29	S 29	L 29 (01)
M 30	S 30	M 30	J 30	D 30	M 30
J 31	D 31		V 31		M 31

Vacances scolaires : Zone A : Besançon, Bordeaux, Clermont-Ferrand, Dijon, Grenoble, Limoges, Lyon, Poitiers — Zone B : Aix-Marseille, Amiens, Caen, Lille, Nancy-Metz, Nantes, Nice, Orléans-Tours, Reims, Rennes, Rouen, Strasbourg — Zone C : Créteil, Montpellier, Paris, Toulouse, Versailles

NGAP INFIRMIÈRE 2023 PAR ORDRE ALPHABÉTIQUE*

*La tarification est susceptible de changer tous les ans : bien vérifier celle-ci au 1er janvier 2024.

Mot-clé	Description de l'acte (NGAP)	Lettre clé	Coef.	Prix métropole	Prix Outre-mer et Mayotte
Acte de surveillance à distance	Acte de surveillance à distance (télé soin avec vidéo-transmission) d'un pansement. 4 actes au maximum peuvent être facturés par mois et par patient sous réserve qu'un pansement préalable ait été réalisé pour cet épisode de soins en présence du patient. L'acte de surveillance de pansement ne peut être facturé avec un acte de pansement le même jour.	TMI	1,6	5,04 €	5,28 €
Aérosol	Séance d'aérosol	AMI	1,5	4,73 €*	4,95 €
Aérosol (immunodéprimé ou cancéreux)	Soins portant sur l'appareil respiratoire : Séance d'aérosols à visée prophylactique à domicile d'un **patient immunodréprimé ou cancéreux**	AMI	5	15,75 €	16,50 €
BPCO	Séance à domicile, de surveillance clinique et de prévention pour un patient à la suite d'une hospitalisation pour épisode de décompensation d'une insuffisance cardiaque ou d'exacerbation d'une bronchopathie chronique obstructive (BPCO)** Ces séances s'inscrivent dans un programme de suivi infirmier en complément du suivi médical après sortie des patients hospitalisés pour décompensation d'une insuffisance cardiaque ou d'une exacerbation de BPCO. Il est réalisé selon le protocole thérapeutique et de surveillance contenu dans le document de sortie adressé au médecin traitant et aux professionnels de santé désignés par le patient. Selon le protocole thérapeutique et de surveillance, la séance comprend : - L'éducation du patient et/ou de son entourage, - La vérification de l'observance des traitements médicamenteux et des mesures hygiéno-diététiques dans la vie quotidienne ainsi que l'adhésion du patient aux traitements, - La surveillance des effets des traitements, de leur tolérance et de leurs effets indésirables, - La vérification de la bonne utilisation des dispositifs d'automesure tensionnelle et de l'oxygénothérapie éventuellement, - Le contrôle des constantes cliniques (poids, œdèmes, pression artérielle, fréquence cardiaque, fréquence respiratoire, cyanose, sueurs, dyspnée...) et de l'état général, - La participation au dépistage des complications de la maladie et des traitements. La séance inclut : - La tenue d'une fiche de surveillance, - La transmission des informations au médecin traitant dans les 48 h par voie électronique sécurisée. ** Facturation : le programme du suivi infirmier comprend une visite hebdomadaire pendant au moins deux mois avec une première visite dans les 7 jours après la sortie. Le rythme peut être adapté en fonction du protocole. La durée de prise en charge est de 4 à 6 mois pour l'insuffisance cardiaque et jusqu'à 6 mois pour les formes sévères de bronchopathie chronique obstructive (stade II et suivants). Le nombre maximum de séances est de 15. La facturation de cet acte est conditionnée à la formation des IDE à ce suivi post hospitalisation. Des majorations de nuit ou de jours fériés, ne peuvent pas être cotées à l'occasion de cet acte. La cotation de cet acte ne se cumule pas avec une séance hebdomadaire de surveillance clinique infirmière et de prévention ni avec une séance hebdomadaire de surveillance clinique et de prévention pour un patient insulino-traité de plus de 75 ans.	AMI/ AMX	5,8	18,27 €	19,14 €
Cathéter périnerveux	Séance de surveillance et/ou retrait de cathéter périnerveux pour analgésie postopératoire La séance inclut : - La vérification de la compréhension et de l'observance du traitement antalgique, - L'évaluation de la douleur au repos et à la mobilisation - La surveillance des effets secondaires, de l'étanchéité du pansement, si nécessaire du point de ponction, - L'appel de l'anesthésiste ou de l'équipe ressource douleur en cas d'anomalie, - Le retrait de cathéter à la date prescrite. Un acte au plus de surveillance de cathéter périnerveux pour analgésie postopératoire peut être facturé par jour avec présence d'un aidant à domicile ou 2 actes au plus en l'absence d'aidant, 3 jours consécutifs au plus. Les séances de surveillance postopératoire et de surveillance de cathéter périnerveux ne sont pas cumulables entre elles. Le retrait de sonde et la surveillance de drain ainsi qu'une séance de surveillance post-opératoire ou de cathéter périnerveux peuvent être associés sans application de l'article 11B des Dispositions générales	AMI	4,2	13,23 €	13,86 €

...

* Les chiffres sont arrondis au centième supérieur.

Mot-clé	Description de l'acte (NGAP)	Lettre clé	Coef.	Prix métropole	Prix Outre-mer et Mayotte
Cathéter urétral	Cathétérisme urétral chez l'**homme**	AMI	4	12,60 €	13,20 €
	Cathétérisme urétral chez la **femme**	AMI	3	9,45 €	9,90 €
Dépendance : forfait journalier	Forfait dép. Légère (Défini par BSI)	BSA		13 €	13,25 €
	Forfait dép. Interm.(défini par BSI)	BSB		18,20 €	18,55 €
	Forfait dép. Lourd (défini par BSI)	BSC		28,70 €	29,25 €
Dépendance : BSI (initial)	**Élaboration du bilan de soins infirmiers (BSI)** à domicile nécessaire à la réalisation de soins infirmiers chez un patient dépendant dans le cadre de soins liés aux fonctions d'entretien et de continuité de la vie (forfaits), d'une séance hebdomadaire de surveillance clinique infirmière et de prévention, ou de la mise en œuvre d'un programme d'aide personnalisée en vue d'insérer ou de maintenir le patient dans son cadre de vie	DI	2,5	25,00 €	25,00 €
Dépendance : BSI (renouvellement)	**Élaboration du bilan de soins infirmiers (BSI)** à domicile nécessaire à la réalisation de soins infirmiers chez un patient dépendant dans le cadre de soins liés aux fonctions d'entretien et de continuité de la vie (forfaits), d'une séance hebdomadaire de surveillance clinique infirmière et de prévention, ou de la mise en œuvre d'un programme d'aide personnalisée en vue d'insérer ou de maintenir le patient dans son cadre de vie	DI	1,2	12,00 €	12,00 €
Dépendance : BSI (intermédiaire)	**Élaboration du bilan de soins infirmiers (BSI)** à domicile nécessaire à la réalisation de soins infirmiers chez un patient dépendant dans le cadre de soins liés aux fonctions d'entretien et de continuité de la vie (forfaits), d'une séance hebdomadaire de surveillance clinique infirmière et de prévention, ou de la mise en œuvre d'un programme d'aide personnalisée en vue d'insérer ou de maintenir le patient dans son cadre de vie **Les bilans intermédiaires éventuels (2 au maximum dans les 12 mois) en cas de situation clinique évolutive du patient impactant de façon substantielle sa prise en charge infirmière**	DI	1,2	12,00 €	12,00 €
Dépendance : IFI	Indemnité forfaitaire infirmier applicable dans le cadre de la prise en charge d'un patient dépendant relevant des forfaits BSA/BSB/BSC	IFI	1 (pour le 1er patient) 0,01 (pour chacun des autres patients vus au cours du même passage	2,50€ 0,025€	2,50€ 0,025€
Dépendance (forfaits)	Les soins sont réalisés dans le cadre de forfaits, différents selon la charge en soins des patients : - Patients identifiés comme ayant une charge en soins dite « légère » (BSA) : 13 € - Patients identifiés comme ayant une charge en soins dite « intermédiaire » (BSB) : 18,20 € - Patients identifiés comme ayant une charge en soins dite « lourde » (BSC) : 28,70 € La prise en charge de la dépendance comprend l'ensemble des actions de soins liées aux fonctions d'entretien et de continuité de la vie, visant à protéger, maintenir, restaurer ou compenser les capacités d'autonomie de la personne. La cotation forfaitaire inclut l'ensemble des actes relevant de la compétence de l'infirmier réalisés au cours de la ou des séance(s) d'une même journée, la tenue du dossier de soins et de la fiche de liaison éventuelle Par dérogation à cette disposition et à l'article 11B des Dispositions générales, il est possible de coter à taux plein dans le cadre de forfait - une perfusion - ou un pansement lourd et complexe - ou une séance à domicile, de surveillance clinique et de prévention pour un patient à la suite d'une hospitalisation pour épisode de décompensation d'une insuffisance cardiaque ou d'exacerbation d'une bronchopathie chronique obstructive (BPCO) ou un prélèvement par ponction veineuse directe • En application de l'article 11B des Dispositions générales, chacun des actes suivants peut se cumuler, à 50% de son coefficient, dans le cadre de forfait - injection intra-musculaire - ou injection intradermique - ou injection sous cutanée - ou injection sous-cutanée d'insuline - ou un acte de surveillance et observation d'un patient diabétique insulino-traité dont l'état nécessite une adaptation régulière des doses d'insuline en fonction des indications de la prescription médicale et du résultat du contrôle extemporané	BSA BSB BSC		13,00 € 18,20 € 28,70€	13,00 € 18,20 € 28,70€

Mot-clé	Description de l'acte (NGAP)	Lettre clé	Coef.	Prix métropole	Prix Outre-mer et Mayotte
Dépendance : AIS 3,1*	Mise en œuvre d'un programme d'aide personnalisée en vue d'insérer ou de maintenir le patient en situation de dépendance temporaire ou permanente dans son cadre de vie, pendant lequel l'infirmier l'aide à accomplir les actes quotidiens de la vie, éduque son entourage ou organise le relais avec les travailleurs sociaux, par séance d'une demi-heure, à raison de 4 au maximum par 24 heures Ces séances ne peuvent être prescrites pour une durée supérieure à trois mois la première année de mise en œuvre de l'arrêté, à deux mois la deuxième année de sa mise en œuvre, et à quinze jours, renouvelable une fois, à partir de la troisième année de sa mise en œuvre.	AIS	3,1	8,22 €	8,37 €
Dépendance : AIS 3*	Séance de soins infirmiers pour un patient en situation de dépendance temporaire ou permanente, par séance d'une demi-heure, à raison de 4 au maximum par 24 heures Elle comprend l'ensemble des actions de soins liées aux fonctions d'entretien et de continuité de la vie, visant à protéger, maintenir, restaurer ou compenser les capacités d'autonomie de la personne. La cotation forfaitaire par séance inclut l'ensemble des actes relevant de la compétence de l'infirmier réalisés au cours de la séance, la tenue du dossier de soins et de la fiche de liaison éventuelle. Par dérogation à cette disposition et à l'article 11B des Dispositions générales, la séance de soins infirmiers peut se cumuler **à taux plein** avec - une perfusion - ou un pansement lourd et complexe - ou une séance à domicile, de surveillance clinique et de prévention pour un patient à la suite d'une hospitalisation pour épisode de décompensation d'une insuffisance cardiaque ou d'exacerbation d'une bronchopathie chronique obstructive (BPCO) - ou un prélèvement par ponction veineuse directe En application de l'article 11B des Dispositions générales, chacun des actes suivants peut se cumuler avec un AIS 3 (à 50%) - injection intra-musculaire - ou injection intradermique - ou injection sous cutanée - ou injection sous-cutanée d'insuline et acte de surveillance et observation d'un patient diabétique insulinotraité dont l'état nécessite une adaptation régulière des doses d'insuline en fonction des indications de la prescription médicale et du résultat du contrôle extemporané	AIS	3	7,95 €	8,10 €
Dépendance : AIS 4*	Séance hebdomadaire de surveillance clinique infirmière et de prévention pour un patient en situation de dépendance temporaire ou permanente, par séance d'une demi-heure Cet acte comporte : - Le contrôle des principaux paramètres servant à la prévention et à la surveillance de l'état de santé du patient, - La vérification de l'observance du traitement et de sa planification, - Le contrôle des conditions de confort et de sécurité du patient, - Le contrôle de l'adaptation du programme éventuel d'aide personnalisée, - La tenue de la fiche de surveillance et la transmission des informations au médecin traitant, - La tenue de la fiche de liaison et la transmission des informations à l'entourage ou à la tierce personne qui s'y substitue. Cet acte ne peut être coté qu'une fois par semaine. Il ne peut l'être pendant la période durant laquelle sont dispensées des séances de soins infirmiers, ni pendant la mise en œuvre d'un programme d'aide personnalisée, ni avec des actes incluant une surveillance dans leur cotation. Le cumul avec un autre acte médico-infirmier inscrit au présent titre a lieu conformément à l'article 11B des dispositions générales.	AIS	4	10,60 €	10,80 €
Diabète (pansement)	Pansement lourd et complexe pour un **patient diabétique insulino-traité**, nécessitant des conditions d'asepsie rigoureuses et une détersion avec défibrination	AMI/ AMX	4	12,60 €	13,20 €
Diabète (seance hebdomadaire)	Séance hebdomadaire de surveillance clinique et de prévention, d'une durée d'une demi-heure, pour un **patient insulino-traité** de plus de 75 ans Cette cotation inclut : - L'éducation du patient et/ou de son entourage, - La vérification de l'observance des traitements et du régime alimentaire, le dépistage du risque d'hypoglycémie, - Le contrôle de la pression artérielle, - La participation au dépistage et le suivi des éventuelles complications, en particulier neurologiques, infectieuses, cutanées, - La prévention de l'apparition de ces complications, en particulier par le maintien d'une hygiène correcte des pieds, - La tenue d'une fiche de surveillance et la transmission des informations au médecin traitant, qui doit être immédiatement alerté en cas de risque de complications, - La tenue, si nécessaire, de la fiche de liaison et la transmission des informations utiles à l'entourage ou à la tierce personne qui s'y substitue. La cotation de cet acte ne se cumule pas avec une prise en charge dans le cadre de la démarche de soins infirmiers.	AMI	4	12,60 €	13,20 €

■■■

Mot-clé	Description de l'acte (NGAP)	Lettre clé	Coef.	Prix métropole	Prix Outre-mer et Mayotte
Diabète (analgésie topique)	Analgésie topique préalable à un pansement à domicile d'un **patient insulino-traité.** Comprend : dépose du pansement, application du produit d'analgésie et la mise en attente. Dans la limite de 8 par episode de cicatrisation (défini par des soins de plaie et la délivrance de pansement continus, sans intervalle supérieure à 2 mois), renouvelable une fois au plus par episode de cicatrisation	AMI/ AMX	1,1	3,47 €	3,63 €
Diabète (adaptation dose)	Surveillance et observation d'un patient diabétique insulino-traité dont l'état nécessite une adaptation régulière des doses d'insuline en fonction des indications de la prescription médicale et du résultat du contrôle extemporané, y compris la tenue d'une fiche de surveillance, par séance	AMI/ AMX	1	3,15 €	3,30 €
Diabète (injection)	Injection sous-cutanée d'**insuline**	AMI/ AMX	1	3,15 €	3,30 €
Dialyse péritonéale	Cathéter péritonéal* *Séance d'entretien de cathéters(s) en dehors des perfusions, y compris le pansement	AMI	4	12,60 €	13,20 €
	Dialyse péritonéale par cycleur : **branchement** ou débranchement, par séance	AMI	4	12,60 €	13,20 €
	Dialyse péritonéale par cycleur : **organisation** de la surveillance, par période de douze heures	AMI	4	12,60 €	13,20 €
	Dialyse péritonéale, avec un maximum de quatre séances par jour, par séance	AMI	4	12,60 €	13,20 €
Distribution traitement	Administration et surveillance d'une thérapeutique orale au domicile* **des patients présentant des troubles psychiatriques ou cognitifs** (maladies neuro-dégénératives ou apparentées) avec établissement d'une fiche de surveillance, par passage *la notion de domicile n'inclut ni les établissements de santé, ni les établissements d'hébergement de personnes âgées, des adultes handicapés ou inadaptés à l'exception toutefois des Résidences Autonomie.	AMI	1,2	3,78 €	3,96 €
Distribution traitement	Surveillance et observation d'un patient lors de la mise en œuvre d'un traitement ou lors de la modification de celui-ci, avec établissement d'une fiche de surveillance, avec un maximum de quinze passages	AMI	1	3,15 €	3,30 €
Distribution traitement	Accompagnement à domicile de la prise médicamenteuse, lors de la mise en œuvre ou de la modification d'un traitement ou au cours d'une situation clinique susceptible de remettre en question la stratégie thérapeutique, pour un patient non dépendant, polymédiqué et présentant des critères de fragilité identifiés par le médecin, avec un retour écrit au médecin Trois séances incluant chacune : prise de contact - mise en œuvre - évaluation et compte rendu Ces trois séances sont à réaliser dans un délai maximal d'un mois, renouvelables sur prescription une fois au cours des 12 mois suivants	AMI	Séance initiale AMI 5,1	16,06 €	16,83 €
			2ème et 3ème séance AMI 4,6	14,49 €	15,18 €
Domicile (forfait)	Indemnité forfaitaire de déplacement Lorsque le déplacement au domicile du patient n'est pas prescrit par le médecin, vous êtes autorisé à appliquer un dépassement d'honoraires (non remboursé) avec tact et mesure. Dans cette situation, indiquez le motif du dépassement « DD » ou mettez une croix dans la colonne prévue à cet effet de la zone « Frais de déplacement » de la feuille de soins.			2,50 €	
Domicile (IK)	Indemnité kilométrique en **plaine**			0,35 €	
	Indemnité kilométrique en **montagne**			0,50 €	
	Indemnité kilométrique **à pied ou à ski**			3,40 €	
Étui pénien	Pose isolée d'un étui pénien, une fois par 24 heures	AMI	1	3,15 €	3,30 €
Fécalome	Extraction de fécalome ou extraction manuelle des selles	AMI	3	9,45 €	9,90 €
Garde	Garde d'un malade à domicile nécessitant une surveillance constante et exclusive et des soins infirmiers répétés, y compris les soins d'hygiène, effectuée selon un protocole écrit Par période de six heures* : **entre 20 heures et 8 heures** *La même infirmière ne peut noter plus de deux périodes consécutives de six heures de garde	AIS	16	42,40 €	43,20 €
	Garde d'un malade à domicile nécessitant une surveillance constante et exclusive et des soins infirmiers répétés, y compris les soins d'hygiène, effectuée selon un protocole écrit Par période de six heures* : **entre 8 heures et 20 heures** *La même infirmière ne peut noter plus de deux périodes consécutives de six heures de garde	AIS	13	34,45 €	35,10 €
Gynécologie	Soins gynécologiques au décours immédiat d'un traitement par curiethérapie	AMI	1,5	4,73 €	4,95 €
Hyposensibilisation	Injection d'un ou plusieurs allergènes, poursuivant un traitement d'hyposensibilisation spécifique, selon le protocole écrit, y compris la surveillance, la tenue du dossier de soins, la transmission des informations au médecin prescripteur	AMI	3	9,45 €	9,90 €

▪▪▪

Mot-clé	Description de l'acte (NGAP)	Lettre clé	Coef.	Prix métropole	Prix Outre-mer et Mayotte
Injection	Injection d'analgésique(s), à l'exclusion de la première par l'intermédiaire d'un cathéter intrathécal ou péridural	AMI	4	12,60 €	13,20 €
	Injection d'un **implant** sous cutané	AMI	2,5	7,88 €	8,25 €
	Injection d'un **sérum** d'origine humaine ou animale selon la méthode de Besredka, y compris la surveillance	AMI	5	15,75 €	16,50 €
	Injection en goutte à goutte par **voie rectale**	AMI	2	6,30 €	6,60 €
	Injection **intradermique**	AMI/ AMX	1	3,15 €	3,30 €
	Injection **intramusculaire**	AMI/ AMX	1	3,15 €	3,30 €
	Injection intraveineuse directe **en série**	AMI	1,5	4,73 €	4,95 €
	Injection intraveineuse directe **isolée**	AMI	2	6,30 €	6,60 €
	Injection intraveineuse par l'intermédiaire d'un **cathéter central**, y compris l'héparinisation et le pansement	AMI	3	9,45 €	9,90 €
	Injection intraveineuse par l'intermédiaire d'**un site implanté**, y compris l'héparinisation et le pansement	AMI	4	12,60 €	13,20 €
	Injection **sous-cutanée**	AMI/ AMX	1	3,15 €	3,30 €
	Injection **vaginale**	AMI	1,25	3,94 €	4,13 €
Injection (enfant)	Injection **intraveineuse directe** chez un enfant de moins de cinq ans	AMI	2	6,30 €	6,60 €
Injection (cancer)	Injection intraveineuse d'un produit de **chimiothérapie anticancéreuse**	AMI	7	22,05 €	23,10 €
Injection (immunodéprimé ou cancéreux)	Injection intramusculaire ou sous-cutanée à domicile d'un **patient immunodéprimé ou cancéreux**	AMI/ AMX	1,5	4,73 €	4,95 €
	Injection intraveineuse à domicile d'un **patient immunodéprimé ou cancéreux**	AMI	2,5	7,88 €	8,25 €
Lavement	Lavement évacuateur ou médicamenteux	AMI	3	9,45 €	9,90 €
Majoration Acte unique (MAU)	S'applique désormais à tous les actes AMI dont le coefficient est égal ou inférieur à 1,5.	MAU	Fixe	1,35 €	1,35 €
Majoration de coordination (MCI)	Lorsque l'infirmier(ère) réalise **à domicile** : - un pansement lourd et complexe inscrit au titre XVI, chapitre I, article 3 ou chapitre II, article 5bis ; - ou des soins inscrits au titre XVI à un patient en soins palliatifs.	MCI	Fixe	5 €	5 €
Majoration Enfant (MIE)	Majoration enfant de moins de 7 ans	MIE	Fixe	3,15 €	3,15 €
Majoration nuit (début et fin)	Majoration de nuit : **20h à 23h et 5h à 8h** Les majorations de nuit ne peuvent être facturées que si la prescription du médecin indique la nécessité impérieuse d'une exécution de nuit.			9,15 €	9,15 €
Majoration nuit (nuit profonde)	Majoration de nuit : **23h à 5h** Les majorations de nuit ne peuvent être facturées que si la prescription du médecin indique la nécessité impérieuse d'une exécution de nuit.			18,30 €	18,30 €
Majoration dimanche et fériés	Dimanche et jour férié Les majorations de dimanche ou jour férié ne peuvent être facturées que si la prescription du médecin indique la nécessité d'une exécution rigoureusement quotidienne. – la majoration de Dimanche s'applique à compter du Samedi 8h pour les appels d'urgence			8,50 €	8,50 €
Pansement (fil ou agrafe)	Ablation de fils ou d'agrafes, **dix ou moins**, y compris le pansement éventuel	AMI	2	6,30 €	6,60 €
	Ablation de fils ou d'agrafes, **plus de dix**, y compris le pansement éventuel	AMI	4	12,60 €	13,20 €
Pansement (analgésie)	**Analgésie topique** préalable à un pansement d'ulcère ou d'escarre L'acte comprenant la dépose du pansement, l'application du produit d'analgésie, la mise en attente. L'analgésie préalable à un pansement d'ulcère ou d'escarre, dans la limite de 8 par épisodes de cicatrisation (défini par des soins de plaie et la délivrance de pansement continus, sans intervalle supérieure à 2 mois), renouvelable une fois au plus par épisode de cicatrisation. Lorsque l'analgésie et le pansement sont réalisés au cours de la même séance, les cotations de ces deux actes peuvent se cumuler entre eux sans application de l'article 11B des Dispositions générales.	AMI/ AMX	PLC	3,47 €	
Pansement (bilan de plaie)	**Bilan** à la première prise en charge d'une plaie nécessitant un pansement lourd et complexe Ce bilan comprend : - L'évaluation de la situation du patient, - L'établissement d'une fiche descriptive de la plaie, - L'élaboration d'un projet de soins et la réalisation du pansement. La prescription médicale des pansements de plaies comprend aussi la réalisation du bilan dans les conditions citées ci-dessous. Une séance au plus peut être facturée annuellement pour les plaies dont la durée de prise en charge est supérieure à un an ; pour les plaies d'une durée inférieure à un an, un nouveau bilan pourrait être réalisé en cas de récidive définie par une interruption des soins liés à la plaie d'au moins deux mois.	AMI/ AMX	PLC	34,65 €	

■■■

Mot-clé	Description de l'acte (NGAP)	Lettre clé	Coef.	Prix métropole	Prix Outre-mer et Mayotte
Pansement	Pansement **autre**	AMI	2	6,30 €	6,60 €
Pansement (avec compression)	Pansement d'ulcère ou de greffe cutanée, avec pose de compression	AMI/ AMX	PLC	16,07 €	
Pansement	Pansement chirurgical avec matériel d'**ostéosynthèse extériorisé**	AMI/ AMX	PLC	12,60 €	
	Pansement nécessitant un **méchage** ou une irrigation	AMI/ AMX	PLC	12,60 €	
	Pansement d'**amputation** nécessitant détersion, épluchage et régularisation	AMI/ AMX	PLC	12,60 €	
	Pansement d'**escarre** profonde et étendue atteignant les muscles ou les tendons	AMI/ AMX	PLC	12,60 €	
	Pansement d'**ulcère** étendu ou de greffe cutanée, sur une surface supérieure à 60 cm^2	AMI/ AMX	PLC	12,60 €	
	Pansement de **brûlure** suite à radiothérapie, sur une surface supérieure à **2%** de la surface corporelle	AMI/ AMX	PLC	12,60 €	
	Pansement de **fistule digestive**	AMI/ AMX	PLC	12,60 €	
	Pansement de **plaies opératoires** étendues ou multiples, après abdominoplastie ou chirurgie mammaire. Dans le cadre de la chirurgie mammaire et en cas de bilatéralité, deux actes peuvent être facturés* *le deuxième en application de l'article 11B des Dispositions générales	AMI	3	9,45 €	9,90 €
	Pansement postopératoire d'exérèses multiples de **varices** et/ou de ligatures multiples de veines perforantes avec ou sans stripping Sur un même membre, deux actes au plus peuvent être facturés* *le deuxième en application de l'article 11B des Dispositions générales	AMI	3	9,45 €	9,90 €
	Pansement pour **pertes de substance** traumatique ou néoplasique, avec lésions profondes, sous aponévrotiques, musculaires, tendineuses ou osseuses	AMI/ AMX	PLC	12,60 €	
	Pansements de **brûlure** étendue ou de plaie chimique ou thermique étendue, sur une surface supérieure à **5%** de la surface corporelle	AMI/ AMX	PLC	12,60 €	
	Surveillance de drain de redon et/ou retrait postopératoire de drain Cotation dans la limite de deux séances à partir du retour à domicile. Le retrait de sonde et la surveillance de drain ainsi qu'une séance de surveillance post-opératoire ou de cathéter périnerveux peuvent être associés sans application de l'article 11B des Dispositions générales	AMI	2,8	8,82 €	9,24 €
Pansement (trachéotomie)	Pansement de trachéotomie, y compris l'aspiration et l'éventuel changement de canule ou sonde	AMI	3	9,45 €	9,90 €
Pansement	Pose de système de traitement par pression négative (console et pansement) à usage unique avec pansement faisant office de réservoir Prescription initiale hospitalière pour 30 jours et pouvant être renouvelée une fois au maximum. Suivi hebdomadaire par le prescripteur initial de l'évolution de la plaie et de l'état général du patient. Indications médicales selon les recommandations HAS : traitement de seconde intention des plaies chroniques (ulcères de jambe veineux ou mixtes à prédominance veineuse et plaies du pied diabétique) faiblement à modérément exsudatives, après échec d'un traitement de première intention bien conduit. Un nouveau système de traitement est posé lorsque le système en place est saturé ou après 7 jours de traitement.	AMI/ AMX	4,6	14,49 €	15,18 €
	Mise en place de pansement additionnel (sans changement de console) pour traitement par pression négative (TPN) à usage unique avec pansement faisant office de réservoir. Indications médicales selon les recommandations HAS.	AMX	2,1	6,61 €	6,93 €
	Pansement nécessitant un méchage ou une irrigation.	AMI/ AMX	4	12,60 €	13,20 €
Perfusion	Cathéter extériorisé ou site implantable ou cathéter veineux central implanté par voie périphérique* *Séance d'entretien de cathéters(s) en dehors des perfusions, y compris le pansement	AMI	4	12,60 €	13,20 €
Perfusion (retrait)	Forfait pour **arrêt et retrait** du dispositif d'une perfusion, y compris le pansement, la tenue du dossier de soins éventuellement la transmission d'informations nécessaires au médecin prescripteur. Ce forfait ne se cumule pas avec un forfait de perfusion sous surveillance continue	AMI/ AMX	5	15,75 €	16,50 €
Perfusion (changement de flacon)	**Changement de flacon(s)** ou branchement en Y sur dispositif en place ou intervention pour débranchement ou déplacement du dispositif ou contrôle du débit, pour une perfusion sans surveillance continue, en dehors de la séance de pose	AMI/ AMX	4,1	12,92 €	13,53 €
Perfusion (moins d'une heure)	Forfait pour séance de perfusion courte, d'une durée **inférieure ou égale à une heure**, sous surveillance continue Supplément forfaitaire pour surveillance continue d'une perfusion au-delà de la première heure, par heure (avec un maximum de 5 heures).	AMI/ AMX	6	18,9 €	19,80 €

Mot-clé	Description de l'acte (NGAP)	Lettre clé	Coef.	Prix métropole	Prix Outre-mer et Mayotte
Perfusion (plus d'une heure)	Forfait pour séance de perfusion d'une durée **supérieure à une heure**, avec organisation d'une surveillance Un forfait pour séance de perfusion sous surveillance continue et un forfait pour séance de perfusion d'une durée supérieure à 1 heure avec organisation de la surveillance par contrôle, se cumulent le cas échéant à taux plein par dérogation à l'article 11B des dispositions générales.	AMI/ AMX	14	44,10 €	46,20 €
	Un forfait pour séance de perfusion sous surveillance continue et un forfait pour séance de perfusion d'une durée supérieure à 1 heure avec organisation de la surveillance par contrôle, se cumulent le cas échéant à taux plein par dérogation à l'article 11B des dispositions générales.	AMI/ AMX	6	18,90 €	19,80 €
Perfusion (coordination)	Forfait pour l'organisation de la surveillance d'une perfusion, de la planification des soins, y compris la coordination avec les autres professionnels de santé, les prestataires et les services sociaux, à l'exclusion du jour de la pose et de celui du retrait, par jour Ne peuvent être notés, à l'occasion de cet acte, des frais de déplacements ou des majorations de nuit ou de dimanche	AMI/ AMX	4	12,60 €	13,20 €
Perfusion (moins d'une heure) (immunodéprimé ou cancéreux)	Forfait pour séance de perfusion courte, d'une durée inférieure ou égale à une heure, sous surveillance continue (préparation des produits à injecter, preparation du matériel de perfusion, la perfusion des produitsde façon successive ou simultanée, la surveillance et l'arrêt de la perfusion avec le pansement) à domicile d'un **patient immunodéprimé ou cancéreux**	AMI/ AMX	10	31,50 €	33 €
	Supplément forfaitaire pour surveillance continue d'une perfusion au-delà de la première heure, par heure (avec un minimum de 5 heures) à domicile d'un patient immunodéprimé ou cancéreux.	AMI/ AMX	6	18,90 €	19,80 €
Perfusion (plus d'une heure) (immunodéprimé ou cancéreux)	Forfait pour séance de perfusion d'une durée supérieure à une heure avec organisation d'une surveillance à domicile d'un **patient immunodéprimé ou cancéreux**	AMI/ AMX	15	47,25 €	49,50 €
Perfusion (coordination) (immunodéprimé ou cancéreux)	Forfait pour l'organisation de la surveillance d'une perfusion, de la planification des soins, y compris la coordination avec les autres professionnels de santé, les prestataires et les services sociaux, à l'exclusion du jour de la pose et de celui du retrait, à domicile d'un **patient immunodéprimé ou cancéreux**, par jour	AMI/ AMX	4	12,60 €	13,20 €
Perfusion (retrait) (immunodéprimé ou cancéreux)	Forfait pour arrêt et retrait du dispositif d'une perfusion, y compris le pansement, la tenue du dossier de soins éventuellement la transmission d'informations nécessaires au médecin prescripteur, à domicile d'un **patient immunodéprimé ou cancéreux** Ce forfait ne se cumule pas avec un forfait de perfusion sous surveillance continue.	AMI/ AMX	5	15,75 €	16,50 €
Perfusion (changement de flacon) (immunodéprimé ou cancéreux)	Changement de flacon(s) ou branchement en Y sur dispositif en place ou intervention pour débranchement ou déplacement du dispositif ou contrôle du débit, pour une perfusion sans surveillance continue, à domicile d'un **patient immunodéprimé ou cancéreux**, en dehors de la séance de pose	AMI/ AMX	4,1	12,92 €	13,53 €
Perfusion (mucoviscidose)	Séance de perfusion intraveineuse d'antibiotiques, quelle que soit la voie d'abord, sous surveillance continue à domicile d'un **patient atteint de mucoviscidose** selon le protocole* thérapeutique rédigé par un des médecins de l'équipe soignant le patient. Une feuille de surveillance détaillée permettant le suivi du malade doit être impérativement tenue au domicile du malade. En l'absence de surveillance continue, le forfait pour séance de perfusion d'une durée supérieure à une heure avec organisation d'une surveillance s'applique. *Le protocole doit comporter : 1) le nom des différents produits injectés, 2) leur mode, durée et horaires d'administration, 3) les nombre, durée et horaires des séances par vingt-quatre heures, 4) le nombre de jours de traitement pour la cure, 5) les éventuels gestes associés (prélèvements intraveineux, héparinisation...).	AMI/ AMX	15	47,25 €	49,50 €
Ponction artérielle	Ponction artérielle percutanée	AMI	5	15,75 €	16,50 €
Prélèvement	Prélèvement aseptique cutané ou de sécrétions muqueuses, prélèvement de selles ou d'urine pour examens cytologiques, bactériologiques, mycologiques, virologiques ou parasitologiques	AMI	1	3,15 €	3,30 €
	Prélèvement par **ponction veineuse directe*** *cumulable à taux plein quel que soit le coefficient de l'acte associé par dérogation à l'article 11B des dispositions générales.	AMI/ AMX	1,5	4,73 €	4,95 €
	Prélèvement sanguin sur **cathéter veineux central** extériorisé ou chambre implantable	AMI	1	3,15 €	3,30 €
	Pulvérisation de produit(s) médicamenteux	AMI	1,25	3,94 €	4,13 €

...

Mot-clé	Description de l'acte (NGAP)	Lettre clé	Coef.	Prix métropole	Prix Outre-mer et Mayotte
RAAC	Séance de surveillance clinique et d'accompagnement postopératoire à domicile pour les patients éligibles à la chirurgie ambulatoire ou à un parcours de soins de réhabilitation améliorée (RAAC). La séance inclut : - La vérification de la compréhension et de l'observance des consignes et des prescriptions de sortie, - Le suivi des paramètres de surveillance prescrits, - Le remplissage de la fiche de suivi postopératoire ou tout autre support où sont collectées les données de surveillance infirmière, - En cas d'anomalie, le contact avec l'équipe médicale par le vecteur prévu 3 séances au plus peuvent être facturées : - sur une période qui s'étend du jour de l'arrivée du patient à son domicile, dénommé J0, à la veille de la 1ère consultation post-opératoire avec le chirurgien lorsqu'elle est programmée avant J0+6 inclus ; - ou en l'absence de rendez-vous de consultation chirurgicale au cours de la première semaine postopératoire, sur une période qui s'étend de J0 à J+6 inclus. **Les séances de surveillance postopératoire et de surveillance de cathéter périnerveux ne sont pas cumulables entre elles. Le retrait de sonde et la surveillance de drain ainsi qu'une séance de surveillance post-opératoire ou de cathéter périnerveux peuvent être associés sans application de l'article 11B des dispositions générales**	AMI	3,9	12,29 €	12,87 €
Saignée	Saignée	AMI	5	15,75 €	16,50 €
Sinus	Lavage d'un sinus	AMI	2	6,30 €	6,60 €
Soin de bouche	Soins de bouche avec application de produits médicamenteux au décours immédiat d'une radiothérapie	AMI	1,25	3,94 €	4,13 €
Sondage vésical	Réadaptation de vessie neurologique comprenant le sondage éventuel* ***non cumulable avec les cotations relatives au cathétérisme urétral ou au changement de sonde urinaire**	AMI	4,5	14,18 €	14,85 €
Sonde gastrique	Pose de sonde gastrique	AMI	3	9,45 €	9,90 €
Sonde gastrique (gavage)	Alimentation entérale par gavage ou en déclive ou par nutri-pompe, y compris la surveillance, par séance	AMI	3	9,45 €	9,90 €
Sonde urinaire	Changement de sonde urinaire à demeure chez l'**homme**	AMI	4	12,60 €	13,20 €
	Changement de sonde urinaire à demeure chez la **femme**	AMI	3	9,45 €	9,90 €
	Instillation et/ou **lavage vésical** (sonde en place)	AMI	1,25	3,94 €	4,13 €
	Retrait de sonde urinaire **Le retrait de sonde et la surveillance de drain ainsi qu'une séance de surveillance post-opératoire ou de cathéter périnerveux peuvent être associés sans application de l'article 11B des Dispositions générales**	AMI	2	6,30 €	6,60 €
Sonde urinaire	**Éducation à l'auto-sondage** comprenant le sondage éventuel, avec un maximum de dix séances* ***non cumulable avec les cotations relatives au cathétérisme urétral ou au changement de sonde urinaire**	AMI	3,5	11,03 €	11,55 €
Stomie (digestive)	Alimentation entérale par voie jéjunale avec sondage de la stomie, y compris le pansement et la surveillance, par séance	AMI	4	12,60 €	13,20 €
	Irrigation colique dans les suites immédiates d'une stomie définitive, incluant le pansement et la surveillance de l'évacuation, avec un maximum de vingt séances, par séance	AMI	4	12,60 €	13,20 €
Stomie	**Pansement** de stomie	AMI	3	9,45 €	9,90 €
Téléconsultation (à domicile)	Accompagnement téléconsultation réalisé de manière spécifique à domicile (pas au décours d'un soin prévu)	TLD	Fixe	15 €	15 €
Téléconsultation (dans une salle dédiée)	Accompagnement téléconsultation réalisé de manière spécifique dans un lieu dédié aux téléconsultations	TLD	Fixe	12 €	12 €
Téléconsultation (au cours d'un soin)	Accompagnement téléconsultation réalisé lors d'un soin prévu	TLD	Fixe	15 €	15 €
Télé-expertise	Une téléexpertise est une expertise à distance sollicitée par un professionnel de santé dit « **professionnel de santé requérant** » et donnée par un médecin ou une sage-femme dit « **professionnel de santé requis** », en dehors de la présence du patient concerné. Devant une situation clinique, la demande de téléexpertise du professionnel de santé requérant s'inscrit dans le besoin d'obtenir l'avis du professionnel de santé requis pour éclairer sa décision diagnostique ou thérapeutique pour la prise en charge de son patient au regard des pratiques recommandés dans les référentiels.	RQD	Fixe	10 €	10 €

▪▪▪

Mot-clé	Description de l'acte (NGAP)	Lettre clé	Coef.	Prix métropole	Prix Outre-mer et Mayotte
Télésoin	Séance à domicile, de surveillance clinique et de prévention pour un patient à la suite d'une hospitalisation pour épisode de décompensation d'une insuffisance cardiaque ou d'exacerbation d'une bronchopathie chronique obstructive (BPCO)	TMI	5,8	18,27 €	19,14 €
	Acte d'accompagnement à la prise médicamenteuse	TMI	5,1	16,07 €	16,83 €
			4,6	14,49 €	15,18 €
			4,6	14,49 €	15,18 €
	Surveillance et observation d'un patient insulino-traité	TMI	1	3,15 €	3,30 €
Tuberculose	**Réalisation** de test tuberculinique	AMI	0,5	1,58 €	1,65 €
	Lecture d'un timbre tuberculinique et transmission d'informations au médecin prescripteur	AMI	1	3,15 €	3,30 €
Vaccination	Vaccination avec prescription médicale ou lorsque le vaccin ne nécessite pas de prescription À domicile, ces actes de vaccination dérogent aux dispositions de l'article 11B des dispositions générales de la NGAP : ils peuvent être cumulés à taux plein quel que soit le coefficient du ou des actes éventuellement associés	AMI/ AMX	2,4	7,56 €	7,92 €
	Vaccination sans prescription médicale À domicile, ces actes de vaccination dérogent aux dispositions de l'article 11B des dispositions générales de la NGAP : ils peuvent être cumulés à taux plein quel que soit le coefficient du ou des actes éventuellement associés	AMI/ AMX	3,05	9,61 €	10,07 €

*Ajout sur les dépendances AIS

- Depuis le 1er janvier 2022, tous les actes de dépendance temporaire ou permanente (AIS et forfaits journaliers) doivent faire l'objet d'un BSI.
- À compter d'octobre 2023, la nouvelle tarification des soins aux forfaits sera étendue à l'ensemble des patients dépendants quel que soit leur âge**.

**Note : ce calendrier est celui prévu dans l'avenant 8. Cependant au gré des précédents accords, le déploiement du BSI a connu de nombreuses variations, pensez donc à vérifier si celui-ci est bien respecté avant de changer vos cotations !

Lettres Clés	Valeur financière en € (Métrople)	Valeur financière en € (Outre-Mer et Mayotte)
AMI	3,15	3,30
AMX	3,15	3,30
AIS	2,65	2,70
IFD	2,50	2,50
IK Plain	0,35	0,35
IK Montagne	0,50	0,50
IK Pied-Ski	3,40	3,40
DI	10	10
BSA	13	13,25
BSB	18,20	18,55
BSC	28,70	29,25
IFI	2,50	2,50
Majoration Nuit 20h-23h et 5h-8h	9,15	9,15
Majoration Nuit 23h-5h	18,30	18,30
Majoration dimanche et férié	8,50	8,50
MAU	1,35	1,35
MCI	5	5
MIE	3,15	3,15
TLS	10	10
TLL	12	12
TLD	15	15
TMI	3,15	3,30
RQD	10	10

NOTES

NOTES

Textes : Hélène Chenu-Ferrand
Création des maquettes intérieur et couverture et composition : Sophie Ingé
Illustrations : Mademoiselle Caroline

Achevé d'imprimer en juillet 2023,
par l'imprimerie L&C PRINTING GROUP – Pologne
Dépôt légal : Août 2023
Numéro d'éditeur : MAGSI20220411